寒湿医案

主　编◎刘艳红　张　政

副主编◎雷黄伟　赵晓果

审　订◎阮诗玮

海峡出版发行集团｜福建科学技术出版社

THE STRAITS PUBLISHING & DISTRIBUTING GROUP｜FUJIAN SCIENCE & TECHNOLOGY PUBLISHING HOUSE

U0301353

图书在版编目（CIP）数据

寒湿医案 / 刘艳红, 张政主编. — 福州：福建科学技术出版社，2023.6

ISBN 978-7-5335-6949-5

Ⅰ.①寒… Ⅱ.①刘… ②张… Ⅲ.①祛寒—医案②祛湿(中医)—医案 Ⅳ.①R254.1②R256

中国国家版本馆CIP数据核字(2023)第034764号

书　　名	寒湿医案
主　　编	刘艳红　张政
出版发行	福建科学技术出版社
社　　址	福州市东水路76号（邮编350001）
网　　址	www.fjstp.com
经　　销	福建新华发行（集团）有限责任公司
印　　刷	福州万紫千红印刷有限公司
开　　本	700毫米×1000毫米　1/16
印　　张	10.5
字　　数	122千字
版　　次	2023年6月第1版
印　　次	2023年6月第1次印刷
书　　号	ISBN 978-7-5335-6949-5
定　　价	59.80元

书中如有印装质量问题，可直接向本社调换

寒湿既为病因，又为病证。作为病因，寒之与湿，俱为阴邪，重浊黏滞，阻遏气机，损伤阳气，沆瀣一气，狼狈为奸，形成合邪，侵袭人体；作为病证名，指伤于寒湿而致的病证。历代医家论寒者颇多，论湿者亦多。然对寒湿之论，或从病因，或从病机，或从证候，或从治疗而已，零星地散载于历代著作中。例如，《素问·调经论》曰："寒湿之中人也，皮肤不收，肌肉坚紧，营血泣，卫气去。"《素问·六元正纪大论》则谓："寒湿之气，持于气交。民病寒湿，发肌肉痿，足痿不收，濡泻，血溢。"又谓："感于寒湿，则民病身重胕肿，胸腹满。"又谓："感于寒，则病人关节禁固，腰脽痛，寒湿推于气交而为疾也。"明代秦昌遇（景明）《症因脉治》卷三曰："寒湿腹胀之证，身重不温，手足厥冷，腹胀无汗……"又曰："寒湿身肿之证，身重身痛，足胫冷，胸满闷，遍身肿……"卷四曰："寒湿痢之证，初起恶寒发冷，身痛头疼，呕吐不食，不作渴，痢下脓血，或下黑水，腹反不痛。"清代吴贞（坤安）《伤寒指掌》卷四曰："脉沉迟而濡，身无热，但吐泻，口不渴，小水清利，身痛重着，或手足疼痛者，为寒湿，宜分渗兼温中，胃苓汤加炮姜、木瓜，重者加附子。"清代翁藻（稼江）《医钞类编》卷五曰："寒湿头痛，首如裹，面如蒙，恶风恶寒，拘急不仁……宜苍、朴、紫苏之属。寒湿头痛，眩晕，渗湿汤；湿气在表，头重，羌活胜湿汤。"清代雷丰（少逸）《时病论》曰："夫寒湿之为痢也，腹绵绵而后坠，胸痞闷而不渴，不思谷食，小便清白或微黄，痢下色白，或如豆汁，脉缓近迟之象，宜用温化湿邪法加木香治之，或可用驻车丸加减与治。"然未形成寒湿病的病因、发病、病理变化及转归之完整、系统的理论，医者无法全面、系统地认识寒湿病，从而影响临床疗效。

2008年阮诗玮教授编撰出版的《寒湿论治》，较系统地论述了寒湿病，进一步丰富了寒湿病理论体系。本书即以其为理论基础，对历代主要医家关于寒湿证的医案及《寒湿论治》中的医案进行分析总结，追溯寒湿理论的源头，探讨其中蕴含的辨证规律、治疗思路、用药特点，概括医家的学术思想，丰富寒湿病的理论基础，使之理论体系更加系统、完整，从而促进中医学术的发展。同时，发掘更为有效的治疗方剂，以期医者在更好、更全面地认识寒湿病的基础上，提高临床疗效。

本书中的医案，除来自阮诗玮教授以及宁德名中医林上卿、黄农的临床实践外，还有部分引用了有关医家的寒湿证医案，均在文中注明出处，在此对相关作者表示感谢。

余等不敏，学识肤浅，对医案的理解、领悟或不够透彻，加之时间仓促，书中纰漏之处在所难免，诚望读者指正为幸。

编者

2023年4月

本书以阮诗玮教授编撰的《寒湿论治》为理论基础，摘取其中的医案，并搜集、整理有关医家的寒湿证医案，进行归类、分析。因本书医案涉及不同朝代、不同时期，其原格式不尽相同。每个医案都是医家经验的总结，反映了医家的学术思想、临床经验和心得体会。原医案行文严谨，蕴义精深，读者见之，如亲临现场，反复阅读，必有所得。然古今计量工具、单位等均不尽相同，古方中药名亦另有深意，为最大限度保持原医案风貌，其行文均予以尽量保留，特做如下说明。

1. 书中部分医案年代较为久远，原医案中使用的是"斤、两、钱、分"等旧制计量单位，为保持原医案风貌，予以保留，未换算成法定计量单位。

2. 医案处方中个别药材涉及国家重点保护野生动植物，如羚羊角、蕲蛇、穿山甲等，予以保留，仅作参考，在临床运用中应按有关规定使用替代品或自然淘汰品。

3. 随着医学的发展，实验室检查技术亦不断发展，个别医案中实验室检查项目及指标与现行的有所不同，为尊重原著，予以保留原貌，未按现今要求对指标与计量单位进行统一或换算。

4.引自相关著作的医案，某些医家或原作者对医案的分析、体会、解读颇有心得，以"原按"等形式亦予以保留，供读者参考。本书作者的心得体会，则以"按"的形式列于其后。

5. 书中书名一般使用全名。医案或原按中出现的书名简称，如《内经》（即《黄帝内经》之简称）、《金匮》（即《金匮要略》之简称）等，已为人们所熟知，且为保留医案及原按原貌，未做更改。

目 录

寒湿医案

目录

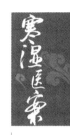

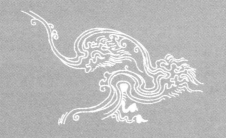

第一章 寒湿客肺

外邪侵袭，常犯肺卫。寒湿侵犯肺卫，可影响肺卫的正常功能。寒湿束表，卫气郁闭，温煦无能，开合失司，玄府闭塞，可见恶寒、无汗；卫气奋起抗邪，邪正斗争，亦可见恶寒、发热；寒湿为阴邪，故常见寒多热少；肺主皮毛，司呼吸，卫表闭郁，肺失宣降，则为咳嗽、气喘、咳痰等；寒湿久结，入营入血，则可见咳唾脓痰带血、咯血等。治疗上或散寒化湿，发汗解表；或温肺化饮，散寒祛湿；或散营通络，温经止血等。

本章收录了不同医家的18个医案，分"寒湿束表，肺卫失宣""寒湿酿痰，蚀营成痈""肺络凝滞，血不循经""寒湿滞肺，饮留气乖"等4类，按由表及里、从卫至血的顺序论述寒湿客肺的临床表现、诊断与治疗。

寒湿束表，肺卫失宣

❀案一

阮某某，29岁，周宁县人。迟冷质，顽痹数载。癸亥季秋，旅途奔波后，浴水感冒，咳嗽，恶风发热。医以荆防败毒散。恶风发热除，继以止嗽散；咳嗽不减，时带血丝，而投百合固金汤；症益加剧，西医用抗生素、镇咳药无效，持续月半。X线显示：右下肺椭圆形阴影7厘米×8厘米，边缘模糊，疑为肿物。举家惶惶，电邀余治。诊之脉弦，寸关滑；舌淡红，胖；苔白，滑腻。诉有时舌苔灰腻，咳嗽夜甚，痰多稀白，时带血丝，胸闷腰痛，咽痛而塞，头重如裹，纳食欠佳，口淡不渴，尿清便常，面色晦暗。余曰："病因寒湿而起，阻滞肺气，酿生湿痰，日久凝络，血不循经。"姑以温肺化饮，散寒祛湿。拟小青龙汤化裁，药用：

桂枝3克　　麻黄3克　　炒白芍9克　　炮姜12克

细辛6克　　煮半夏9克　　五味子4.5克　　炙甘草21克

1剂后痰血消失，余症如故。二诊减炙甘草至6克，连服3剂，咳嗽减轻。第一天痰咳出约半痰盂，第二天痰也减少。三诊增诉原有干呕，加苍术12克，吴茱萸3克，继进7剂，诸症消失。X线复查阴影消失，唯纹理偏粗。后以肾着汤合六君子汤调理收功。

【引自】阮诗玮案。

【按】荆防败毒散具有开腠理、发散风寒之功，可除体实之人外感风寒湿邪所致的表寒实证。本案初治投之，故其人恶风发热除。继以止嗽散，咳嗽不减，时带血丝。断之肺肾阴虚，改用百合固金汤养阴润肺，化痰止咳，效果欠佳。究其原因，此时仍以风寒湿客表、水饮内停为主要病机。当以温肺化饮、散寒祛湿治之，遂改投小青龙汤加减。加苍术、吴茱萸，意在散寒除湿止呕，诸症随之消减。后以肾着汤合六君子汤调理，乃益气健脾，燥湿化痰，痰湿除而病愈。

❀案二

南货店黄某，患手足迟重，口中淡，不饮食，懒言语，终日危坐，不可名状，医药杂投无效，脉缓。余曰：此寒湿也。《金匮》云："湿家身烦疼，可与麻黄加术汤。"照方与之而愈。

【引自】（民国）萧伯章：《遯园医案》，学苑出版社，2012年，第76页。

【按】湿邪与风寒合而伤人肌表，故有身体肢节烦疼。投之麻黄加术汤，以麻黄汤加白术4两，煎煮后温服，原书并嘱覆取微似汗，微发其汗为宜。全方5味药物，共奏发汗解表、散寒祛湿之功，主治湿家身烦重。该方妙用之处在于"但微微似欲汗出者，风湿俱去也"。喻昌亦云：麻黄加术，虽则发汗，不至多汗；而术得麻黄，并可以行表里之湿。

❀案三

陈某，当夏历五月，患大小便俱不通利，腹胀不堪，已旬日矣。据云数年前尝患此症，以服温药获愈，照方服之，不应。他医以通利药进，亦无效；改从暑热治，益剧。诊之，舌苔白，口中淡，脉弦缓。曰：此系风湿阻滞，肺失治节，脾失转输，故形此症。与麻黄加术汤益入紫菀，一剂知，再剂已。

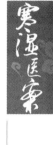

【引自】（民国）萧伯章：《遯园医案》，学苑出版社，2012年，第83页。

【按】麻黄加术汤出自《金匮要略》：麻黄3两（去节），桂枝2两（去皮），甘草1两（炙），杏仁70个（去皮尖），白术4两。上温服后，覆被取微汗。主治外感寒湿，恶寒发热，身体烦疼，无汗不渴，饮食无味，苔白腻，脉浮紧者。本证系寒湿伤于卫表，肺失治节，脾失转输所致。方中用麻黄汤祛风以发表，白术除湿而固里，且麻黄汤内有白术，则虽发汗而不至多汗，而术得麻黄可行表里之湿，即两味足以治病。况又有桂枝和营达卫，助麻黄以发表；杏仁疏肺降气，导白术以宣中；更加甘草调和表里，使行者行，守者守，并行不悖，则肺气得宣，脾机转运，三焦通调，诸症自除。

案四

柴某某，男，53岁，1994年12月3日就诊。患咳喘10余年，冬重夏轻，经过许多大医院均诊为"慢性支气管炎"，或"慢性支气管炎并发肺气肿"，选用中西药治疗而效果不显。就诊时，患者气喘憋闷，耸肩提肚，咳吐稀白之痰，每到夜晚则加重，不能平卧，晨起则吐痰盈杯盈碗，背部恶寒。视其面色黧黑，舌苔水滑，切其脉弦，寸有滑象。断为寒饮内伏，上射于肺之证。为疏小青龙汤，内温肺胃以散水寒。

| 麻黄9克 | 桂枝10克 | 干姜9克 | 五味子9克 |
| 细辛6克 | 半夏14克 | 白芍9克 | 炙甘草10克 |

服7剂而咳喘大减，吐痰减少，夜能卧寐，胸中觉畅，后以《金匮》之桂苓五味甘草汤加杏仁、半夏、干姜正邪并顾之法治疗而愈。

【引自】陈明，刘燕华，李芳：《刘渡舟临证验案精选》，学苑出版社，2002年，第18-20页。

【原按】小青龙汤是治疗寒饮咳喘的一张名方，张仲景用它治疗"伤寒表不解，心下有水气"，以及"咳逆倚息不得卧"等支饮为患。本案咳喘吐痰，痰色清稀，背部恶寒，舌苔水滑，为寒饮内扰于肺，肺失宣降之职。方中麻黄、桂枝发散寒邪，兼以平喘；干姜、细辛温肺胃，化水饮，兼能辅麻、桂以散寒；半夏涤痰浊，健胃化饮；五味子滋肾水以敛肺气；芍药养阴血以护肝阴，而为麻、桂、辛三药之监，使其祛邪而不伤正；炙甘草益气和中，调和诸药。服用本方可使寒邪散，水饮去，肺气通畅，则咳喘自平。

应当指出的是，本方为辛烈发汗之峻剂，用之不当，每有伐阴动阳之弊，反使病情加重。因此，刘老强调临床运用本方时尤须抓住以下几个关键环节。

（1）辨气色：寒饮为阴邪，易伤阳气。胸中阳气不温，荣卫行涩，不能上华于面。患者可见面色黧黑，称为"水色"；或见两目周围有黑圈环绕，称为"水环"；或见头额、鼻柱、两颊、下颏的皮里肉外之处出现黑斑，称为"水斑"。

（2）辨咳喘：或咳重而喘轻，或喘重而咳轻，或咳喘并重，甚则倚息不能平卧，每至夜晚则加重。

（3）辨痰涎：肺寒金冷，阳虚津凝，成痰为饮，其痰涎色白质稀。或形如泡沫，落地为水；或吐痰为蛋清状，触舌觉凉。

（4）辨舌象：肺寒气冷，水饮凝滞不化，故舌苔多见水滑。舌质一般变化不大，但若阳气受损时，则可见舌质淡嫩，舌体胖大。

（5）辨脉象：寒饮之邪，其脉多见弦象，因弦主饮病。如果是表寒里饮，则脉多为浮弦或见浮紧；若病久日深，寒饮内伏，其脉则多见沉。

（6）辨兼证：水饮内停，往往随气机运行而变动不居，出现许多兼证。如水寒阻气，则兼噎；水寒犯胃，则兼呕；水寒滞下，则兼小便不利；水寒流溢四肢，则兼肿；若外寒不解，太阳气郁，则兼发热、头痛等症。

以上6个辨证环节，是正确使用小青龙汤的客观标准。但6个环节不必悉具，符合其中一两个主证者，即可使用小青龙汤。

关于小青龙汤的加减用药，仲景已有明训，此不一一重复。根据刘老经验，常在本方基础上加茯苓、杏仁、射干等药，以增强疗效。

小青龙汤虽为治寒饮咳喘的有效方剂，但毕竟发散力大，能上耗肺气，下拔肾根。虚人误服，可出现手足厥冷，气从少腹上冲胸、咽，其面翕热如醉状等副作用。因此，本方应中病即止，不可久服。一旦病情缓解，即改用苓桂剂类以温化寒饮。此即《金匮要略》所谓"病痰饮者，当以温药和之"的精神。

❀案五

杨某某，男，37岁，商人，1962年7月12日诊。正常体质，遇12级台风，日夜抢救，衣无寸干，而感寒湿，恶寒头痛。某医用散寒解表药1剂，全身汗出，诸症若失，唯头痛，神疲乏力，四肢沉重。此寒虽去而湿未化也，当以宣肺祛湿，而误以为虚证，投补中益气汤。次日身热如焚，口渴，而以为阳明白虎汤证者，清之不应。或因腹满而为腑实当下者，用承气汤，连投9日，大便10余次，非但热不退，反而呃逆欲绝。更医见脉结代，拟炙甘草汤，呃逆更剧，危在旦夕。病已2月有余，急邀余诊。症见面色憔悴，骨瘦如柴，呃逆连声欲绝，振动床架，不得平卧，身热无汗，心烦不寐，神志清楚，口不渴而燥，唇干不纳，大便10余日未行，小便短少，舌淡红，苔薄白燥，脉濡促。此乃寒湿误补内伏，又为凉遏，更遇妄攻，愈陷弥深，致肺络郁痹，气机失常。宜开宣肺痹，投上焦宣痹汤加味。

射干15克　　栀子15克　　通草8克　　郁金10克

淡豆豉4.5克　　枇杷叶6克

清水煎服 3 剂。7 月 15 日再诊，症无变化，知病日久，叠加误治，损伤肺气太重，邪陷尤深，非一二剂能达，毋须更换，步上方再进 3 剂。7 月 18 日晚 8 时许，家属急告，患者两目直视，人事不省，四肢逆冷。余按其脉伏，问曰："8 时前云怕冷否？"其内弟答曰："见之以手牵被。"生死关头，在此一刻。非战汗则死，战汗则生。以温水 2 匙灌口，果然，四肢渐温，身体渐热，继则汗出淋漓，吐出宿食痰涎数口，下大便 1 次，随后便云："我病愈矣。"脉和身凉，精神清爽，知饥索食，调理月余而安。

【引自】 林上卿案。

【按】 上焦宣痹汤见于《温病条辨》上焦篇，由郁金、通草、射干、淡豆豉、枇杷叶 5 味组成。主治"太阴湿温，气分痹郁而哕"的呃逆证。功能轻宣肺郁，理气化湿。本方以枇杷叶、淡豆豉辛开肺气。枇杷叶苦平，并能和胃降气；淡豆豉辛微温，且能宣郁透寒。射干、通草宣通肺络，郁金解郁开气，栀子清热除烦。药量轻以达上焦也。药后肺气得通，诸气皆平，呃逆自然消失。若予沉寒重镇，则寒湿越陷越深，肺气愈痹愈紧，终成顽疾。此证失治误治，正气损伤，无力驱邪外出，必须聚集正气奋力抗邪，以致发生战栗而后汗出，此乃疾病转折点。

🌸 案 六

杨某某，男，25 岁，渔民，1963 年 3 月 8 日诊。骨节痛不能转侧，恶寒发热无汗，四肢不温，欲牵衣被，气喘，口中和。医谓其寒湿在表，用麻黄汤 2 剂，不但无汗，反而鼻衄、咯血。病家大惊，认为前医误治，急请余诊。症状如前，舌淡红略胖，苔白腻，脉浮紧。余曰："医已对症下药，衄血者红汗也，咯血者亦红汗意也，以寒湿入络为之故。"

急用麻黄重剂加炮姜方能取效，药用：

麻黄 15 克　　桂枝 10 克　　杏仁 10 克　　炙甘草 10 克

炮姜 6 克

水煎服后，啜热稀粥 1 碗，温服取汗。3 月 9 日复诊，汗出微微，衄血、咯血、头痛大减，但身重不能转侧，脉仍浮紧，知寒湿尚未尽除，守上方去桂枝，减麻黄 5 克，加薏苡仁 30 克。3 月 10 日，药后诸症消除，嘱其活动全身关节收功。

【引自】 林上卿案。

【按】 麻黄汤主治外感风寒，意在发汗解表，宣肺平喘。前医对症投之，红汗出，因血汗同源，此时以衄代汗，乃药效对症表现，而非药力过猛伤及阴分。轻者从衄而解；重者寒湿入络，虽衄而诸症犹在。加用炮姜重剂，温经散寒，服之可愈。

❀ 案七

贺右。伤寒两感，挟滞交阻，太阳、少阴同病。恶寒发热，头痛无汗，胸闷腹痛拒按，泛恶不能饮食，腰酸骨楚，苔白腻，脉象沉细而迟。病因经后房劳而得，下焦有蓄瘀也。虑其传经增剧，拟麻黄附子细辛汤加味，温经达邪，去瘀导滞。

净麻黄 4 分　　熟附片 1.5 钱　　细辛 3 分　　赤茯苓 3 钱

仙半夏 3 钱　　枳实炭 1 钱　　制川朴 1 钱　　大砂仁 8 分

焦楂炭 3 钱　　延胡索 1 钱　　两头尖（酒浸、包）1.5 钱

生姜 3 片

二诊，昨投麻黄附子细辛汤去瘀导滞之剂，得畅汗，寒邪已得外达，发热渐退，腹痛亦减，唯头胀且痛，胸闷不思纳食，脉象沉迟，舌苔薄腻，

余邪瘀滞未除，阳气不通，脾胃健运失司，今制小其剂而转化之。

川桂枝 5 分	炒赤芍 3 钱	紫苏梗 1.5 钱	云苓 3 钱
仙半夏 3 钱	枳实炭 1 钱	川楝子 2 钱	延胡索 1 钱
大砂仁 8 分	炒谷、麦芽各 3 钱	生姜 3 片	

【引自】丁甘仁：《丁甘仁医案》卷一。

【按】麻黄附子细辛汤出自《伤寒论》，曰："少阴病，始得之，反发热脉沉者，麻黄附子细辛汤主之。"少阴病见脉沉，系肾阳虚馁之本象；反发热者，乃风寒郁遏太阳经脉所致。表里同病，故取麻黄发越太阳之风寒，附子温养少阴之真阳，细辛温经达表，有助于阳气的振奋。药仅 3 味，助阳解表，"使里温而阳气不脱，表透而寒邪得散"。钱潢《伤寒溯源集》曰："以麻黄发太阳之汗，以解其在表之寒邪；以附子温少阴之里，以补其命门之真阳；又以细辛之气温味辛专走少阴者，以助其辛温发散。三者合用，补散兼施，虽微发汗，无损于阳气矣，故为温经散寒之神剂也。"此方用于对证之杂病，往往其效如期。本证因经后房劳而得，太阳、少阴同病，三药并用，补散兼施，使外感风寒之邪得以表散，在里之阳气得以维护，则阳虚外感可愈。

寒湿酿痰，蚀营成痈

❀案八

周某某，男，52 岁，农民，1961 年 3 月 8 日诊。素嗜酒辛油腻，痰饮内蕴。今涉水受寒，头重而痛，身重肢楚，咳嗽痰多腥臭，胸闷胀痛。医以青霉素、链霉素及千金苇茎汤出入，治疗 3 月余，病情时轻时重。近数日停药，症趋恶化，急邀余诊。症见面色无华，肌肉消瘦，咳吐脓痰腥臭，胸闷胀痛，午后身热，无汗气喘，心烦不寐，纳少，口燥不欲饮，大便时秘时溏，小便短少，舌质淡红，苔白腻，脉滑弦数。证属寒湿蕴痰，化燥成痈。治以开胸宣肺，化痰吐痰。方用三物白散，药用：

巴豆6瓣　　桔梗6克　　浙贝母6克

3月9日复诊，药后连吐脓臭痰甚多，闷痛减轻，脉象仍滑弦数，知痰脓未尽，步上方再进1剂。3月10日，药后吐2次，痰少许不甚臭，脉之和缓，知痈已吐尽，继以鲜地龙50尾，鼠妇14个，蛴螬14个，鱼腥草60克，水煎服，以散营消痈，通络和血，调理月余而安。

【引自】林上卿案。

【按】三物白散（张仲景）：巴豆6瓣，桔梗6克，浙贝母6克。上3味研粉，用纱布包裹，温水浸泡，揉取药汁，分2次服。本方以斩关夺将之巴豆攻寒涤痰，破结搜邪；桔梗开提肺气；浙贝母散结消痰。服之能吐肺上痈脓痰浊，但药性猛烈，体虚者宜慎。

案九

乐某某，男，45岁，农民，1963年5月5日诊。外感寒湿，引动内饮，鼻塞咳嗽，痰多气喘。误为虚证，遽然进人参、鹿茸。3次峻补，诸症若失。数日后胸闷室胀痛，咳嗽气喘益剧，吐痰浊带虫，为麦粒大小。医以化痰杀虫之剂，治疗3个月，罔能根除，而求治于余。症见面色晦暗滞垢，浮肿卧蚕，胸闷胀痛，气喘咳嗽，不能平卧，痰多黄白相兼，中有小虫甚多，不腥不臭，咽痒难忍，形寒肢软，不渴纳呆，心烦不寐，大便时溏时秘，小便清长，舌质胖大，苔灰厚浊，脉象滑大。证属寒湿误补，酝酿痰浊，化虫蚀营。治以宣肺开胸，化痰杀虫。方用乌梅丸化裁，药用：

乌梅 15 克　　花椒 8 克　　百部 15 克　　槟榔 10 克

桂枝 10 克　　附子 8 克　　干姜 8 克　　细辛 6 克

芜荑 10 克　　雷丸 10 克

水煎，分 2 次服，3 剂。

5 月 8 日二诊，诸症不但未减，胸部反而更胀满而痛难忍。细思之，症虽日久，而形体之虚，六脉滑大，内伏痰浊虫饮甚多《内经》云："病在膈上涌之。"若不涌吐其痰浊，沉疴不起。拟瓜蒂散投之，药用：

瓜蒂 30 克　　赤小豆 30 克

水煎，分 3 次服。

5 月 9 日三诊，药后吐 3 次，痰浊虫甚多，下泻 2 次，喘稍平，渐渐已能平卧，脉象仍滑大，知邪未尽，原方再进 1 剂。

5 月 20 日四诊，又吐 4 次，痰少，未见虫，脉象和缓，知邪已解，继以宣肺理脾、化痰杀虫，月余而康复。

【引自】 林上卿案。

【按】 本案寒湿误补，痰浊内蕴，化虫蚀营。证属寒热错杂，以寒为主。拟以乌梅丸加减化裁，寒热并用，可消寒热相兼诸证。然投之未果，实乃痰浊虫饮潜伏日久，邪实较重。改投瓜蒂散，其乃酸苦涌泄重剂，涌吐痰涎宿食之功甚强，用于形气俱实、痰涎在胸脘者。正如吴谦《医宗金鉴·删补名医方论》卷三十二中所说："凡胸中寒热，与气与饮郁结为病，谅非汗下之法所能治，必得酸苦涌吐之法以越之。上焦得通，阳气得复，痞硬可消，胸中可和也。瓜蒂极苦，赤豆苦酸，相须相益，能疏胸中实邪，为吐剂中第一品也。而使香豉汁合服者，借谷气以保胃气也。服之不吐，少少加服。得快吐即止者，恐伤胸中之气也。此方奏功之捷胜于汗下，所谓汗吐下三大法也。今人不知仲景、子和之精义，置之不用，可胜惜矣。"本证药后邪已解，继以宣肺理脾化痰杀虫月余而康复。

肺络凝滞，血不循经

❀案一〇

　　黄某某，女，45 岁，家妇，1978 年 4 月 8 日诊。外感寒湿咳嗽，鼻塞恶风。医以风热犯肺者，投桑菊饮合止嗽散数剂，反增痰多咯血。即用凉血止血之剂，并注射卡巴克洛注射液（安络血注射液）等，未能奏效，急邀余诊。症见面色暗淡，形寒拘束，咳嗽痰白，咯血暗红，胸闷气喘，纳少不渴，肢楚乏力，大便溏薄，小便短少，舌质胖，苔少，脉大而空芤。乃寒湿凝滞肺络，血不循经。治以温肺通经止血。方用甘草干姜汤加味，药用：

　　炙甘草 20 克　　炮姜炭 10 克　　桃仁 6 克　　百草霜 6 克
　　童便 10 毫升

　　3 剂。

　　4 月 12 日二诊，咯血已止，饮食增进，知药中病机，步上方再进 3 剂。

　　4 月 15 日三诊，诸症均减，脉转和缓，继以调理 10 余日而安。

　　【引自】林上卿案。

　　【按】外感风寒表证误治，病症错杂，日久演变成寒湿凝滞肺络，血不循经，咳嗽咯血。治宜温肺通经止血，选方甘草干姜汤加减。该方在《伤寒论》中用以治疗伤寒因误治伤阳，引起四肢厥逆、烦躁、吐逆等症。《金匮要略》则以此方治疗虚寒型的肺痿病。《伤寒论今释》曰："干姜与附子，俱为纯阳大热之药，俱能振起机能之衰减。唯附子之效，偏于全身；干姜之效，限于局部，其主效在温运消化器官，而兼于肺。故肺寒、胃寒、肠寒者，用干姜。"本案对证用之，炮姜炒炭加童便诸药温经止血，收效如期。

案一一

咳嗽吐血大肠火证。吐血一症，有心肝脾肺肾之分，或咳血，或呕血，或唾血，或咯血，或间血丝，或成盆成碗，辨清表里、阴阳、寒热、虚实，按证施治，无不愈者。特恐病家自认为劳，医家亦误认为劳，畏首畏尾，因循从事，贻误滋多。庚寅冬，余客济南。杨君景澄病咳嗽吐红，医用地榆、归尾、前胡、橘红等药治之，旬有余日，转重转剧，来延余诊。切其脉，濡而数，右尺独疾，舌根有紧贴黄色薄苔，明是大肠火逆，上灼肺金，咳伤血膜，血随痰出。遂宗朱丹溪法，用三黄泻心汤加味，数剂，吐红止，咳嗽平。后又减三黄加参芪，调理而愈。丙申正月初，余旋里，吾友李经谊病。据云初起不过咳嗽，未几气喘，未几吐血，延今月余，病益加剧，腰痛不堪。余切其脉，右尺滑疾，明是大肠火盛，上冲于肺所致。用槐花降气汤一剂，大便下紫黑血，咳喘渐平。再剂，吐血止，腰痛轻。后承是方加减而愈。此二君也，一则体瘦，一则体肥。肥人多湿，故燥而清之；瘦人恶燥，故润而清之。受病虽同，用药是异，未可混施耳。或以泻心方用大黄苦寒为疑。余曰：火盛则血不归经，用大黄无他，不过泻亢甚之火耳。李士材曰：古人用大黄以治虚劳吐衄，意甚深微。盖浊阴不降，则清阳不升；瘀血不去，则新血不生也。所恐俗工辨证不明，遇内伤挟寒，亦用大黄，罔不杀人。盖阳虚阴必越，营气虚散，血亦错行，须用理中汤、甘草干姜汤以温其中，血始归经。较前二证，或寒或热，有天壤之别，不可不知。

【引自】（清）陈廷儒：《诊余举隅录》卷上，中国中医药出版社，2015年，第11-12页。

【按】理中汤温其中。甘草干姜汤（张仲景）方中，干姜之辛散

肺络凝滞，血不循经

用炙甘草缓之，而使之留于血分起摄血之功。咯血之证医常以阴虚肺热为治，然寒湿所致者有之，每见误治痼邪，岂不痛哉。

❀ 案 一 二

陈某某，女，11岁，1962年3月2日诊。春雨绵绵，放牛山野，寒湿侵袭，头痛、身痛、骨节痛，憎寒发热无汗。医用辛温解表之剂，表证减轻，但咳嗽加剧，并见咯血，病情危重，急延治于余。症见面色无华，目合口开，不欲言，咳嗽气喘，喉间如水鸡声，不能平卧，咯血甚多，鼻翼翕动，舌质胖大，苔灰腻，脉滑芤。证属寒湿闭郁肺气，凝滞肺络，血不循经。治以散寒宣肺定喘，温经止血。方用射干麻黄汤加味，药用：

射干6克　　麻黄6克　　炮姜6克　　五味子5克

蜜款冬花8克　　蜜紫菀8克　　炙甘草8克　　百草霜3克

童便8毫升

3剂。

3月5日二诊，上症减大半，脉如故，知邪未尽，步原方再进3剂。

3月8日三诊，诸症尽解，继以参苓白术散调治数日而瘳。

【引自】林上卿案。

【按】射干麻黄汤出自《金匮要略·肺痿肺痈咳嗽上气病脉证治》，原文主治"咳而上气，喉中水鸡声"。一般认为外寒内饮，寒饮伏肺是本方证病机所在。《勿误药室方函口诀》云："此方用于后世所谓哮喘。水鸡声，形容哮喘之呼吸也。"因此咳嗽气逆喘促，喉中痰声辘辘是方证识别的关键。本案以射干配伍麻黄、五味子，主要是温化寒痰，缓解气逆咳喘，消除咳而上气、痰气互结而产生的喉中痰鸣如水鸡声。

半夏、细辛温化寒饮，涤痰降逆气。紫菀、款冬花为《神农本草经》的中品，温而不热，润而不燥，寒热皆宜，是温化寒痰常用的对药，二者常相须为用。炮姜温经摄血，和炙甘草配伍，辛甘化阳而散阴霾，加百草霜、童便温经止血，共奏散寒宣肺定喘、温经止血之效。后以参苓白术散调治数日收功。

寒湿滞肺，饮留气乖

❀案一三

成某某，女，宁德籍，护士，1982 年 12 月 15 日诊。迟冷腻滞之质，宿有哮喘疾患 10 多年。因受凉后哮喘发作，医以定喘汤等约 1 周左右未能控制，乃延治于余。症见端坐喘促，咳嗽痰白量多，喉中有水鸡鸣声，心悸唇紫，纳少便溏，小便不多，畏冷发热，舌淡苔白腻，脉沉弦。证属寒湿水饮逆犯心肺。治宜温肺散寒湿，降气化水饮。投射干麻黄汤化裁，药用：

| 射干 12 克 | 麻黄 9 克 | 干姜 12 克 | 细辛 6 克 |
| 五味子 4.5 克 | 皂角 4.5 克 | 煮半夏 9 克 | 杏仁 9 克 |

水煎温服。

12 月 17 日二诊，药后泻下水液甚多，2 日内共 6 次，咳嗽渐平，舌淡苔腻，脉弦滑，知痰饮未尽，守上方再进 2 剂。

12 月 19 日三诊，诸症消失，舌正脉缓，继以六君子汤调理而安。

【引自】阮诗玮案。

【按】射干麻黄汤于小青龙汤基础上减桂、芍、草，加入祛痰利肺、止咳平喘之射干等药，则治里为主，下气平喘之功强，用于风寒表证较轻，证属痰饮郁结、肺气上逆者。本案迟冷腻滞之质，宿有哮喘疾患 10 多年。因受凉后哮喘发作，表证较轻，痰饮较重，故以射干麻黄汤温肺散寒湿，降气化水饮，药证合拍，效如桴鼓。

值得注意的是，射干麻黄汤与小青龙汤同为主治咳喘病外寒内饮证的方剂，因此需要在两者之间做异同比较分析。根据方证对应的原则可知，前者主要含有射干，因此肺气上逆证症状较为突出，如咳喘气逆、喉中痰鸣等；后者含有麻黄、桂枝、白芍等，因此风寒束表证症状较为突出，如恶寒、鼻塞、流清涕、头痛、后背疼痛僵硬等。两者均含有麻黄、细辛、五味子、半夏这 4 味药，因此两者都有"寒咳"症状，如咳嗽咳痰、色白清稀量多、背部寒冷如手掌大等。曹颖甫在《经方实验录》中对两者之间的鉴别关键作了点评："以上自小青龙汤至泽泻汤凡五证，皆治痰饮。小青龙汤以心下有水气为主，射干麻黄汤以喉中水鸡声为主，苓桂五味加姜辛半夏杏仁汤以吐涎沫为主……此其大较也。"南京中医药大学黄煌教授将小青龙汤的典型指征概括为"水样的鼻涕水样的痰"，即清涕滂沱，咳痰清稀量多。笔者也发现，只要能在两者之间准确鉴别，治疗寒饮伏肺证的咳喘往往收效迅速。

❀ 案一四

黄某某，男，26 岁，宁德地区，干部，1984 年 3 月 30 日诊。正常质，孟春雷雨交加，北上山东出差，为寒湿所袭，咳嗽胸痛月余，多方求治不效，3 月底特赶桐山延余诊治。症见咳嗽无痰，胸痛咳时尤甚，大便坚硬，小便黄赤，颈项强痛，口干不多饮，舌红苔黄腻，脉弦，寸浮。乃寒湿内蕴，水饮伏肺，从热而化，痰热交结于肺，闭阻大肠。治以清热化痰，搜寒祛湿，温肺化饮。小陷胸汤加味，药用：

瓜蒌子 30 克　　川黄连 6 克　　枳壳 6 克　　法半夏 9 克

干姜 9 克　　　细辛 6 克　　　五味子 4.5 克　　　苍术 6 克

云茯苓 9 克

1 剂后胸痛消,咳减,痰少出,第三剂诸症几消,继以温胆汤加减收功。

【引自】阮诗玮案。

【按】本案原属伤寒表证,多方求治,加之病邪迁延,邪热内陷,痰热互结心下,按之则痛,演变成小陷胸证,故治宜清热化痰,理气散结。方中瓜蒌清热化痰,通胸膈之痹;黄连清热降火,除心下之痞;半夏降逆化痰,散心下之结。内科杂症属痰热互结所致者,亦甚有效。因病由寒湿所致,寒湿化饮伏肺,故以干姜、细辛、五味子温肺化饮,苍术、茯苓健脾利水。苍术并可祛湿,合细辛可搜寒挟湿外出。

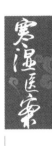

🎕 案一五

李某,男,年四旬余,昆明市人。患痰饮咳喘病已八九年,经中、西医屡治未愈。诊其脉左弦右滑,两尺弱,心脉细短,肺脉滑大,按之则空,舌苔白滑而腻,面色青暗,目下浮起如卧蚕;咳痰气喘而短,胸闷痰滞,头疼目眩。食少无神,畏食酸冷,渴喜热饮而不多,小便短赤,咳时则遗;入夜难眠,行卧维艰,值阴雨天寒尤甚。良由脾肾阳虚,饮邪内泛,脾不运化,寒湿水饮上逆犯肺则作痰作咳。肾虚不纳,则短气喘息而遗溺。痰湿阻遏,清阳不升,浊阴不降,肺肾之气不相接,遂成痰饮咳喘之证。《金匮要略》曰 "病痰饮者,当以温药和之",为痰饮病治本之法。禀承此意,拟方小青龙汤加减主之。

附片 20 克　　　细辛 4 克　　　麻黄 3 克　　　干姜 15 克

法半夏 15 克　　　五味子 1.5 克　　　甘草 3 克

次日复诊,昨服 1 剂,头疼、咳痰稍减,痰较易咯,乃照原方加

寒湿滞肺，饮留气乖

倍分量。服后痰多咳吐如涌，胸闷减，喘息较平。服 2 剂后，头痛若失，喘息平其大半。服 3 剂后，稍能食，行卧已较轻便，唯痰多，气仍短，小便转长而色仍赤。盖湿痰饮邪得阳药运行，在上由咽喉气道而出，在下则随小便而去，乃病退之兆。仍照前方加减治之。

　　附片 100 克　　细辛 10 克　　法半夏 10 克　　干姜 40 克

　　上肉桂 10 克（研末，泡水兑入）　　茯苓 30 克　　桂枝尖 20 克

　　五味子 3 克　　甘草 10 克

　　服 2 剂后，喘咳平，痰已少。3 剂后，胸闷气短均愈，饮食倍增，弦滑之脉已平，腻苔已退。唯精神未充，后以苓桂术甘汤加附子、北黄芪，连进 10 剂，遂得痊瘳。

　　附片 150 克　　北黄芪 30 克　　茯苓 20 克　　桂枝尖 20 克

　　白术 20 克　　甘草 10 克

　　【引自】吴佩衡：《吴佩衡医案》，人民军医出版社，2009 年，第 60 页。

　　【按】本案属寒湿滞肺，饮留气乖之证。"病痰饮者，当以温药和之"，方选小青龙汤加减，辛散温化之力较强，可谓治疗外寒内饮相兼为病之代表方。后诸症渐消，唯独精神未充，更方苓桂术甘汤，下气，除烦满。茯苓淡渗，逐饮出下窍，因利而去，使余邪从小便而去。

❀案一六

　　郑某，女，25 岁，已婚，云南省人。患慢性哮喘病已 14 年之久，现身孕 4 月余，住昆明军区某医院，于 1959 年 10 月 9 日邀余会诊。询其病史，始因年幼体弱，感风寒而起病，药食调理不当，风寒内伏，夹湿痰上逆于肺，经常喘咳，值天寒时令尤甚，迄今病已多年，转成慢性哮喘。症见咳嗽短气而喘，痰多色白，咽喉不利，时发喘息哮鸣。

面色淡而少华，目眶、口唇含青乌色。胸中闷胀，少气懒言，咳声低弱，咳时则由胸部牵引小腹作痛。食少不思饮，溺短不清，夜间喘咳尤甚，难于平卧入寐。舌苔白滑厚腻，舌质含青色，脉现弦滑，沉取则弱而无力。此系风寒伏于肺胃，久咳肺肾气虚，阳不足以运行，寒湿痰饮阻遏而成是证。法当开提肺寒，补肾纳气，温化痰湿治之。方用小青龙汤加附片。

附片 100 克　　杭白芍 10 克　　麻黄 10 克　　细辛 6 克

干姜 30 克　　桂枝 20 克　　五味子 5 克　　法半夏 10 克

甘草 10 克

服上方 2 剂后，咳吐大量清稀白痰，胸闷、气短及喘咳均已较减，能入睡四五小时，食思见增，唇舌转红，仍微带青色，厚腻白苔退去其半。上方虽见效，然阳气未充，寒湿痰饮尚未肃清，继以温化开提之剂治之。方用四逆、二陈合方加麻、辛、桂。

附片 200 克　　干姜 40 克　　茯苓 30 克　　法半夏 15 克

广陈皮 10 克　　细辛 8 克　　麻黄 10 克（蜜炙）

上肉桂 10 克（研末，泡水兑入）　　甘草 10 克

服上方后喘咳皆有减少。治法不变，仍用此方，随证加减药味及分量，共服 20 余剂后，哮喘咳嗽日渐平息。再服 10 余剂，病遂痊愈，身孕无恙。至足月顺产一子，娩后母子均健康。

【引自】吴佩衡：《吴佩衡医案》，人民军医出版社，2009 年，第 62-63 页。

【原按】昔有谓妇人身孕，乌、附、半夏皆所禁用，其实不然。盖乌、附、半夏，生者具有毒性，固不能服，只要炮制煎煮得法，去除毒性，因病施用，孕妇服之亦无妨碍。妇人怀孕，身为疾病所缠，易伤胎气而不固。因证立方用药，务使邪去而正安，此实为安胎、固胎之要义。

《内经》云："妇人重身，毒之何如……有故无殒，亦无殒也。"此乃有是病而用是药，所谓有病则病当之，故孕妇无殒，胎亦无殒也。余临证数十年，思循经旨，多有所验，深感得益不少。

❀案一七

张某之子，云南省永仁县人，年8岁。禀赋不足，形体羸弱，平素多病，时有腹痛，多痰慢咳而少食。此先天不足，脾虚不运，阴寒挟水湿内渍。1922年6月某日，受寒而起病。脉来浮滑，兼有紧象，指纹色淡而青，舌苔白滑，质含青色。涕清，咳嗽而加痰涌。发热恶寒，头昏痛，喜热饮。缘由风寒表邪引动内停之寒湿水饮，肺气不利，清肃不降，脾不健运，水湿不化，阻遏太阳经气出入之机。拟小青龙汤加附子，助阳解表，化饮除痰。

附片30克	桂枝尖10克	麻黄3克	细辛3克
杭白芍6克	五味子2克	大枣7枚	生姜10克

服后得微汗，身热始退，表邪已解，但咳嗽痰多而清稀。此乃寒痰未净，脾肺之气尚虚。守原方去杭芍、麻黄，加茯苓10克、白术12克。

连进2剂，饮食已如常。唯仍涕清痰多，面浮，午后尚有潮热，自汗，腹中时而隐隐作痛。此表邪虽解，寒痰内饮尚重，今得辛温之剂以运行，逐动内饮欲溃，务期祛尽停饮寒痰，沉痼始除。孰料张君对余信任不专，另延中医数人诊视，有云"误服附子，中毒难解"，有云"系湿热阻遏中焦"，处方均以清热利湿。数剂后，不但原病不减，反见沉重，涕清如水，午后潮热更甚，汗出淋漓，咳痰气息短弱而兼喘促，食物不进，形体枯瘦，四肢厥冷，已奄奄一息。又改延某西医诊治，断言"误服姜附，已将肺液烧干"，竟主服"保肺药水"，并云有起死回生之效。（试问：涕为肺之液，如果肺液已经烧干，焉能涕清如水？）服后顷刻，遂现风状，双目上视，唇缩而青，肢厥抽掣，汗出欲绝，已命在旦夕。张君惊惶不已，又急促余诊视之，并具述误治经过。余不忍坐视待毙，尽力挽回颓绝，主以大剂加味四逆汤治之。

附片 100 克　　干姜 40 克　　砂仁 10 克

上肉桂 10 克（研末，泡水兑入）　　甘草 10 克

上方连服 2 次，风状减，已不抽掣。次日复诊，诸症亦有减轻。再服 2 剂，突见周身浮肿，咳嗽多痰，但潮热已退，厥逆回温，能稍进饮食。乃告之此系阴寒水湿之邪被阳药温运化散，元气回复之征。现仍阳弱气虚，须待温扶。照原方加黄芪、白术、茯苓连进数十余剂始奏全功。

此证即所谓"童子痨"也。前后施治，经余拟方，共服附片十余市斤，并无中毒反应，亦未见将阴液烧干，且患儿病愈之后，身体健康，体质丰盛胜于病前，多年无恙。

【引自】吴佩衡：《吴佩衡医案》，人民军医出版社，2009 年，第 65 页。

【按】本案初治时，证属外感风寒，痰湿水饮内停，予以小青龙汤加减治之，实属对证下药。故而服后得微汗，身热始退，此乃表邪已解，咳嗽痰多而清稀，诊之"脾肺尚虚"，给予再次加减，亦准确无误。唯独此时，患者疑虑过重，改投他医，给予清热利湿之法误治后，伤及阴分，遂现风状。所幸及时中止，大剂加味四逆汤可奏温阳固脱，回阳救逆之功。危症遂除，余症调理后痊愈。

❀ 案一八

季姓妇，年约三旬，住本镇。乙巳二月，外感风寒，内蓄痰饮，

搏结于中，不得下降，致成风寒夹痰饮。症见咳喘，倚息不得卧，恶寒发热，头疼身痛，胸闷不舒，心痛彻背，脉沉而滑，舌苔白腻。此风寒痰饮内外搏结，肺气不得下降而成肺胀也。用小青龙汤以驱风寒，合瓜蒌薤白汤以蠲痰饮。

麻黄4分　　桂枝4分　　淡干姜5分　　细辛4分

生白芍1.5钱　　五味子5分　　甘草5分　　瓜蒌子3钱（杵）

干薤白3钱（白酒洗捣）　　姜半夏3钱

二诊，服后得汗，而寒热喘息俱平，唯身痛咳嗽未已。易方以桂枝汤和营卫，加干姜、五味子各5分，细辛3分以治咳。一剂效，二剂更瘥。因贫不复延诊，遂渐愈。

【引自】何廉臣：《全国名医验案类编》，福建科学技术出版社，2003年，第110-111页。

【廉[①]按】小青龙汤为治风寒外搏、痰饮内动之主方，临证善为加减，莫不随手而愈。况合瓜蒌、薤白辛滑涤痰，当然奏效更速。接方桂枝汤加味，修园治身痛咳嗽。凡夹痰饮者，辄用五味、姜、辛，唯为神应之妙法。故仲景《伤寒论》《金匮要略》两书，不可不悉心研究也。

①何廉臣（1861—1929），名炳元，字廉臣，别号印岩。浙江绍兴人。出身于医学世家，清末民初著名中医学家。曾任中国医学会副会长，绍兴医学会会长，神州医药总会外埠评议员等。主要学术著作有《重订广温热论》《感症宝筏》《增订通俗伤寒论》等。

第二章

寒湿历节

　　寒湿历节，是因寒湿之邪浸渍于筋骨，流注于关节，导致关节疼痛拘急，转侧屈伸不利，甚至肿大变形的一系列症候群。治疗上总体以散寒祛湿，温通蠲痹为主。

　　本章收录17个典型案例，分"寒湿内侵历节""阳虚寒湿历节""寒湿痰瘀历节""气虚寒湿历节""正虚寒湿历节"等5类，用不同的案例，从不同角度全面分析寒湿历节的临床表现、诊断与治疗。

寒湿内侵历节

❀案一九

阮某某，男，22岁，周宁人，干部，1983年10月5日诊。患者于1年前春天淋雨后，经常感身重肢倦。半年后即发下肢关节肿痛，夜间尤甚，转身不利，筋脉拘急，腰部僵硬。服独活寄生汤、宣痹汤等百来剂，症状时好时坏。服西药强的松（泼尼松）、消炎痛（吲哚美辛）等，只可奏效一时，停药后辄复发，且愈来愈重，至今鞋裤穿着不能自理。余返狮城开会，遂来邀治。见其形体偏白胖，舌淡胖，苔白腻根厚，脉沉弦。问其食欲欠佳，身体困重，便溏口淡，尿清畏冷，遇寒雨天尤甚。此乃寒湿历节之证。治当温经散寒，除湿蠲痹。投自拟通痹汤，药用：

附子12克　　苍术12克　　薏苡仁24克　　麻黄6克

通草6克　　桔梗4.5克

水煎服。

二诊，2剂后身体觉轻，余无明显变化。余曰："寒湿之邪缠绵难祛，非能奏效于顷刻。"令服7剂。

三诊，疼痛大减，筋脉不拘急，觉下肢肌肉麻木，舌淡苔白腻，脉缓。守上方加当归8克，知母6克，木瓜9克。另蕲蛇3克，研末冲服，治疗月余而瘳。

【引自】阮诗玮案。

【按】狮城春季湿冷，复加淋雨涉水，寒湿内侵，伏邪于内，渐生诸症。尤以下肢关节肿痛明显，盖湿为阴邪，湿性重着，性善下行。

前医进以独活寄生汤、宣痹汤等百来剂，或用西药强的松（泼尼松）、消炎痛（吲哚美辛）等，只可奏效一时，停药后辄复发，且愈来愈重，皆因湿性黏腻，缠绵难愈。更见身体困重，便溏口淡，尿清畏冷，遇寒雨天尤甚，此皆一派寒湿之象。观其舌脉，舌淡胖，苔白腻根厚，脉沉弦，断是寒湿历节无疑。治疗当以温经散寒，除湿止痛。自拟通痹汤。方中以麻黄配苍术、桔梗开宣上焦，发散寒湿；苍术、薏苡仁健运中焦，燥湿利湿；附子、通草温通下焦，温阳散寒利湿。上、中、下三焦并举之法也，能使三焦气化有常，气化则寒湿俱化。薏苡仁、通草善于通络蠲痹，附子、麻黄能温经止痛，使病症得消，病邪得除，适用于寒湿痹痛诸症。因该病多属日久缠绵，故非药到病除，非能奏效于顷刻，持之以恒乃愈。

❀ 案二〇

耿右，初诊，8月27日。一身肢节疼痛，脚痛，足胫冷，日晡所发热，脉沉而滑。此为历节，宜桂枝芍药知母汤。瘰疬，从缓治。

川桂枝5钱　　赤、白芍各3钱　　生甘草3钱　　生麻黄3钱

熟附块5钱　　生白术5钱　　肥知母5钱　　青防风5钱

生姜1块（打）

二诊，9月1日。服桂枝芍药知母汤，腰痛略减，日晡所热度较低，唯手足酸痛如故，仍宜前法。

川桂枝5钱　　赤、白芍各5钱　　生甘草3钱　　净麻黄4钱

苍、白术各5钱　　肥知母5钱　　青防风4钱　　生姜1块（打）

咸附块3钱（生用，勿泡）

【引自】曹颖甫：《经方实验录》，中国医药科技出版社，2014年，

第 167-168 页。

【曹颖甫[①]曰】肢节疼痛，病名历节。此证起于风邪外感，汗出不畅，久久湿流关节。脉迟而滑，属寒湿。其微者用桂枝芍药知母汤，其剧者宜乌头汤。尝治一吴姓男病，予用净麻黄 3 钱，生白芍 3 钱，生绵芪 3 钱，炙甘草 3 钱，乌头 2 枚，切片，用蜜糖一碗另煎，煎至半碗。盖悉本《金匮》法也。

【按】桂枝芍药知母汤用于历节病，以症见四肢关节疼痛，脚肿如脱，头眩短气，身体羸瘦，温温欲吐，发热恶寒，或不发热，舌苔薄白，脉缓或弦者。风湿历节病反复发作，正气虚者，宜加黄芪；湿胜关节肿大者，可加汉防己；湿热重者，宜加苍术、黄柏、薏苡仁，并重用知母；有瘀者，宜加桃仁、乳香、没药。方中附子有毒，应先煎 30 分钟，以去其毒。桂枝芍药知母汤、乌头汤均出自《金匮要略》。前者为祛风除湿，通阳散寒，佐以清热方；后者为温经散寒，除湿宣痹方。自张仲景创立伊始，至今仍是治疗痹证的良方。桂枝芍药知母汤用于风湿痹阻经脉关节，以驱邪为主，兼顾养阴。乌头汤以麻黄、川乌温经祛寒除湿，宣痹定痛；黄芪益气，助麻乌温经；芍药、甘草缓急舒筋，又防乌头汤发散太过而伤气，且炙甘草助黄芪益气；白蜜甘缓，制乌头之毒性，使祛邪而不伤正，扶正而不碍邪。乌头汤温经散寒，除湿止痛，用于寒湿偏胜引起病历节不可屈伸疼痛。

❀案二一

田某妻，年 30 余。某年 9 月，患风湿痹证，右手关节疼痛发麻，

①曹颖甫（1866—1938），名家达，字颖甫，一字尹孚，号鹏南，晚署拙巢老人。江苏江阴人。近代经方大家。著作有《伤寒发微》《金匮发微》《经方实验录》《曹颖甫医案》等。

自觉骨间灼热，但又见寒生畏。病已 10 余日，曾服四逆汤加白术、当归等剂，未效，疼痛忽轻忽重，固着肩肘，痛甚不休。余审其病情，查其方药，此乃风寒湿邪杂合而至，阻遏经脉，阳不足以运行通利关节，不通则痛。虽应用姜、附之辛温以化散寒湿，然杂以归、术之壅补滋腻，犹如闭门捉寇，遂使邪气难化。因照前方去归、术，加入桂枝、细辛、茯苓治之，一剂显效，二剂霍然。

附片 60 克　　干姜 15 克　　桂枝 24 克　　细辛 5 克

茯苓 24 克　　甘草 10 克

【引自】吴佩衡：《吴佩衡医案》，人民军医出版社，2009 年，第 89 页。

【按】本案为风寒湿三邪合病，虚实夹杂，虽四逆汤加白术、当归有辛温以化散寒湿之功，然配伍当归、白术亦过于滋腻，有闭门留寇之嫌。宜以辛温发散之药先驱其邪，遂加用桂枝、细辛、茯苓祛风散寒，淡渗利湿，则诸邪渐退。

案二二

膝骨日大，上下渐形细小，是鹤膝风症，乃风寒湿三气合而为病，痹之最重者也。三气既痹，又挟肺金之痰以痹肘。所谓肺有邪，其气留于两肘，肘之痹，偏于左，属血属阴。阴血久亏，无怪乎腰脊突出，接踵而来。至于咳嗽，鼻流清涕，小水色黄，肌肉暗削，行步无力，脉形细小，左关独见弦数，是日久正虚，风寒湿三气渐见化热之象。拟用痹门羚羊角散加减。

羚羊角 3 克　　当归身 9 克　　白芍 12 克　　杏仁 9 克

羌活 6 克　　知母 9 克　　桂枝 9 克　　薏苡仁 18 克

秦艽 12 克　　　制僵蚕 4.5 克　　　茯苓 15 克　　　竹沥 15 克

桑枝 15 克

（编者按：原案无剂量，现据常规用量加以补充）

【引自】徐衡之，姚若琴：《宋元明清名医类案·曹仁伯医案》，湖南科学技术出版社，2006 年，第 640-641 页。

【按】本案既有风寒湿三气合而为病的鹤膝风症，又有肺金之痰以痹肘，左肘甚。咳嗽，鼻流清涕，尿黄，脉数，乃是热象。因此本证为风寒湿三气渐见化热，用羚羊角散加减。羚羊角息风清热；当归、白芍养血活血；羌活、桂枝、桑枝、僵蚕散寒除湿，宣痹通络，搜风止痛；知母、秦艽、薏苡仁、茯苓利湿清热。全方寒温并用，既扶正又祛邪，共奏散寒除湿、宣痹通络、搜风止痛、兼清里热之功。

案二三

曾氏妇，年 30 许。患两手关节疼痛，猛不可当，日夜叫呼，闻者酸鼻。延诊时，不可按脉，舌苔淡白。阅前所服方，如祛风、散寒、疏理气血之品，服之殆遍。比以当归四逆加片姜黄，服至四剂，痛如故。继审痛处适当骨节，正所谓历节风也。人身骨节，皆筋脉交纽之处，肝主筋而藏血，断为风寒湿干于血分，阻遏气道，故尔剧痛。乃以黄芪、当归、白芍、川芎为君，辅以桑枝、杉枝、松枝、桂枝、紫苏、竹枝，皆用节，即甘草亦用节。取其以节入节，虽古无成法，然医者意也。但能愈病，明者断不余訾。方成，授主人照办，连服十剂，痛如失。窃思黄芪、当归、桂枝、白芍、川芎、甘草，具黄芪五物、当归四逆两方之功用，紫苏节则尤能行气中血滞，辅以桑、杉、松各枝节，能使关节中停蓄之风湿一扫而空。至竹枝节气味甘寒，恐其拒而不纳，以之为反佐。故于上症功效颇钜，爰命之曰七节汤，附录于后，用者审之。

附：七节汤，治风寒湿干于血分，阻塞气道，两手或两足关节日夜疼痛，不可屈伸，病属历节，服之，以愈为度。

黄芪5钱　　　当归3钱　　　白芍3钱　　　川芎3钱

桂枝节3钱　　甘草节1钱　　桑枝节（如指大）3个

杉枝节3个　　松枝节3个　　苏杆节3个　　　竹枝节3个

上各味，以清水5碗，煎至3碗，去渣，分3次温服。

另案，四川商徐某，患两脚骨节疼痛，昼夜叫号，跬步不能移，杂治不愈，已10日矣。脉沉缓，舌苔淡白，欲食，大小便如常。与自制七节汤，方中黄芪减半，加牛膝2钱，一剂知，连服10剂，平复如初。

【引自】（民国）萧伯章：《遯园医案》，学苑出版社，2012年，第76页。

【按】此二案皆是"历节"，属风寒湿干于血分，阻遏气机，故见剧痛难忍。方用黄芪桂枝五物汤合当归四逆汤加减，以温经散寒，和血通痹。更别出心裁，以桂枝节、甘草节、桑枝节、杉枝节、松枝节、紫苏节、竹枝节等七节入药，以求以节入节，以药节入人身骨节，达到搜剔骨节内风湿之功，深刻体现了取类比象的思维特色。

❀案二四

黄某，年38岁，业农，住泖湾村。初伤湿，继受寒，寒湿相搏，遂致麻痹。左足胫疼痛，伸屈不利，步履维艰。脉左沉迟，右稍弦。症脉合参，断为着痹。《内经》论痹症，每与中风相合，然风则阳受之，而痹则阴受之。痹者，闭而不通之谓也。今寒湿客于下，下焦属阴，以阴遇阴，湿性腻，寒性迟，湿遇寒而凝结愈力，寒遇湿而壅闭不宣，不通则痛，通则不痛。方用麻黄、附子为君，黄芪、白术、白芍为臣，秦艽、伸筋草等为佐，使祛寒化湿之品与通经活络互参。

带节麻黄 3 分　　黄芪 1.5 钱　　左秦艽 1.5 钱　　丝瓜络 3 钱

伸筋草 3 钱　　淡附子 6 分　　焦白芍 1.5 钱　　炙甘草 4 分

生白术 1.5 钱　　千年健 1.5 钱

服药 4 剂，痛势愈半。

后西芪、白芍加倍，再 4 剂而病愈。

【引自】何廉臣：《全国名医验案类编》，福建科学技术出版社，2003 年，第 194 页。

【按】寒湿侵袭，客于下肢，故见左足胫疼痛，伸屈不利，步履维艰。左脉沉迟，右脉稍弦，当知外有疼痛，内有实邪。四诊合参，断为着痹。故用麻黄、附子散寒止痛为君，黄芪、白术、白芍补气活血为臣，秦艽、伸筋草、丝瓜络、千年健等祛风除湿、通络止痛为佐，共奏祛寒化湿、通经活络之功。

❀案二五

刘某某，男，45 岁，辽宁省抚顺市人。1975 年 2 月参加抗震救灾工作。当时气温降至零下 20℃，在雪地临时架设帐篷办公和食宿。2 月 17 日深夜，起床接长途电话，衣着单薄，持续约 20 分钟，后感下肢冷麻。翌日，遂不能站立。经医疗队以抗风湿治疗无效，第五日即四肢瘫痪。2 月 24 日送回抚顺，某职工医院外科诊断为"筋肌纤维质炎"。又转某医院治疗，当时膝关节红肿，诊断为"急性风湿症"。

此后 3 年内，时好时坏，反复发作。多次住院，有一次长达 200 多天。1979 年 1 月 9 日瘫痪复发后，病情加重。每日反复发病，大腿肌肉呈阵发性游走疼痛，轻则起立困难，重则卧床不起。经辽宁省某中医医院内科先后诊断为"痹证""痿证""痿痹兼证""风痱"。沈阳某医院内科、神经内科会诊，诊断为"发作性瘫痪待诊"，并建议转北京诊治。在北京某医学院附属医院确诊为"周期性麻痹"。1979 年 4 月 13 日前来就诊。由专人陪伴来诊，步履困难。周期性下肢瘫痪每日发作，轻时蹲下后即不能起立，重则四肢皆瘫；发作时间约半小时到 1 小时，有时长达 8 小时以上。不服药也可以暂行缓解，次日又突然发作。受凉或疲乏后较易引发。两腿肌肉游走疼痛，并有凉麻感，四肢关节及腰部亦时觉痛胀。头晕痛，口干，无汗。舌质稍红，根部薄黄苔，脉浮紧。此为太阳证风寒湿痹，外邪郁闭，阻滞经络，长期凝聚不解。法宜解表开闭，散寒除湿。以麻黄汤加减主之，处方：

麻黄 10 克　　杏仁 12 克　　紫苏叶 10 克　　防风 10 克

法半夏 12 克　　甘草 15 克

因稍有热象，去桂枝，重用甘草；为加强祛风散寒除湿之力，加紫苏叶、防风、半夏以佐之。从 4 月 13 日至 5 月 18 日，月余内，每日 1 剂，基本以此方加减。犯病程度逐渐减轻，时间缩短，能独立自由行动。

患者病情复杂，周期性麻痹缠绵不愈，迁延数年，日益沉重。《素问·痹论篇》云："所谓痹者，各以其时重感于风寒湿之气也。"本例病发于严冬，风寒湿邪互相交织。肌肉关节疼痛，游走不定，为风痹之象；下肢时觉冷痛，遇寒加重，乃寒痹之候；肢体关节，尤其是双腿重着疼痛，又为湿痹之征。从主证来看，风寒湿痹，兼而有之。《素问·痹论篇》还指出："痹，或痛，或不痛，或不仁，或寒，或热，或燥，或湿"。"痛者，寒气多也。有寒，故痛也。其不痛、不仁者，病久入深，荣卫之行涩，经络时疏，故不通。皮肤不营，故为不仁"。本例患者时痛时不痛，时麻木不仁，或寒、或热、或湿，虽症候纷纭，错综复杂，但其为太阳痹证则一也。

从病因病机分析，此证乃从太阳伤寒传变而来。初诊症候，尚具头痛、肢体关节痛、无汗、脉浮紧，表明太阳伤寒表邪郁滞未解。不论病程长短，症候如何复杂，仍遵仲景"外证未解当先解表"之旨。虽然本例表里相兼，亦应先解表而后治里，以期获表解里自和或表轻里亦减之效。

二诊，近日来间隔二三日发作一次。未出现四肢瘫痪，仅下肢突然不能抬起，或蹲下不能站立，持续 2～3 小时缓解。两腿肌肉窜痛，凉麻较甚，只上半身出汗。邪中血脉，气血凝滞之象仍重。法宜活血通络，温经散寒。以当归四逆汤加味主之，处方：

当归 12 克　　　桂枝 10 克　　　白芍 10 克　　　细辛 3 克
木通 10 克　　　炙甘草 6 克　　　大枣 20 克　　　生姜 10 克
紫苏叶 10 克　　防风 10 克　　　牛膝 10 克　　　木瓜 10 克

三诊，从 5 月 22 日至 6 月 13 日，以上方随证加减治之。发病间隔延长至 5～7 天，发作时间缩短，仅感四肢痿软无力，疼痛与凉麻亦减轻。为增强疗效，改投桂枝附子汤，进一步温其经脉，逐其风寒，并配服针砂丸荡涤湿邪。

处方一：

桂枝 10 克　　　制附片 20 克（久煎）　　　生姜 20 克　　　炙甘草 10 克
大枣 30 克　　　茯苓 18 克　　　白术 15 克

处方二：

针砂、硼砂、绿矾、白矾、神曲、麦芽、木通、广木香、甘草各 30 克。

研末为丸，每日 1 次，每次约 5 克。

服上方后，疼痛减，近日来仅有轻度发病。又间以麻黄汤、桂枝汤加减，散寒开闭，通阳解肌，并收通经络、开痹阻之效。

四诊，7 月 14 日。发病时，下肢疼痛痿弱进一步减轻，可自行站立，发病时间缩短至1小时左右。7月11日犯病时，只觉左腿沉重，行步困难，半小时后即缓解。病现向愈之佳兆。以五通散加味舒筋通络为治，处方：

血通 12 克　　木通 10 克　　通草 6 克　　桂枝 10 克

茯苓 20 克　　法半夏 20 克　紫苏叶 10 克　防风 10 克

牛膝 12 克　　木瓜 12 克　　薏苡仁 15 克　甘草 3 克

伸筋草 15 克　五加皮 15 克　丝瓜络 10 克

上方加减连服27剂，30余日未犯病。其后，曾交替服用当归四逆汤、桂枝附子汤及五通散加减，共 25 日未发病。

五诊，9月以后。遇有外感或劳累，仅间有发病。平时下肢肌肉略有凉麻疼痛之感，腰微痛。10月中旬，病已显著好转，要求回单位工作。行前嘱其避风寒，忌生冷，注意调养，并拟五通散加味，令其缓服以资巩固。处方：

血通 10 克　　木通 10 克　　通草 6 克　　桂枝 6 克

白芍 10 克　　威灵仙 15 克　牛膝 10 克　　木瓜 10 克

钩藤 10 克　　防风 10 克　　乳香 10 克　　没药 10 克

茯苓 20 克　　法半夏 20 克　甘草 5 克　　生姜 20 克

【引自】范开礼，徐长卿：《范中林六经辨证医案选》，学苑出版社，2007 年，第 23—26 页。

【原按】本例周期性麻痹，前医曾众说纷纭。从中医临证看，主要分歧在于或痹或痿，或痹痿相兼。一般说来，"痹"与"痿"应属两类病变：痹属寒与实，痿属热与虚。患者虽有肢体痿弱之象，乃由痹病痛久而废用，并非"五脏因肺热叶焦，发为痿躄"（《素问·痿论篇》）。当然，致痿的原因甚多，但其主因为五脏，如肺脏之热。而本案主要为"风寒湿三气杂至，合而为痹"（《素问·痹论篇》），属太阳证，故坚持温通之法为治。

❀案二六

吴某，女，30岁，2005年3月17日初诊（惊蛰）。患者5天前不慎感寒，肘、腕关节疼痛，痛无定处，自服解热镇痛药不见缓解，时值阴雨，疼痛加重，遂来门诊求治。刻下症见关节肌肉疼痛，屈伸不利，尤以肘、腕为著，游走不定，时感恶风，舌质淡，苔薄白，脉浮缓。关节无畸形变色。血沉70毫米/时，抗"O"1：400。风寒湿邪痹阻经络关节，风为阳邪，善行而数变，其性善窜上行，故而疼痛游走不定，痛位偏上；营卫不和，可见恶风；舌质淡，苔薄白，脉浮缓均为风寒之象。其病位于关节。证属风湿阻络，营卫不和。诊为行痹（风寒湿邪，侵袭经络证）；急性风湿性关节炎。治以祛风除湿，活血通络。守《医学心悟》蠲痹汤化裁，处方：

防风10克	秦艽10克	羌活10克	桑枝10克
川芎10克	当归10克	桂枝10克	白芍10克
丹参30克	葛根10克	云苓10克	木香10克

生薏苡仁10克

上方每日1剂，水煎分2次服。连服7剂后，恶风缓解，关节疼痛减轻，复查血沉降为40毫米/时，抗"O"降为1：300，风湿渐消。治风先治血，为进一步消除关节疼痛，上方白芍改为赤芍，加牡丹皮、徐长卿活血祛风、利湿止痛。连服14剂后，关节疼痛明显缓解，查血沉、抗"O"均为正常。嘱患者加重时继续服用上方，后未复诊。

【引自】韩学杰，李成卫：《沈绍功验案精选》，学苑出版社，2006年，第191-192页。

【原按】《素问·痹论》云："风寒湿三气杂至，合而为痹也。其风气胜者为行痹。"本案辨证为行痹，病邪浅表，以实证为主，当治重祛邪，以祛风胜湿、活血通络为主。方中防风异名"屏风"，为治风专药，《神农本草经》赞为"主大风"，作为方中主药；佐以祛风除湿的秦艽；沈师治疗痹证善用引经药，风邪致痹，偏于上肢，配以羌活、桑枝、葛根，使药到病所；桂枝配白芍，含"桂枝汤"之意，通过调和营卫，以祛风缓急止痛。《医宗必读》云："治行痹者，散风为主，御寒利湿，仍不可废，大抵参以补血之剂。盖治风先治血，血行风自灭也。"故用"一味丹参，功同四物"，配以木香、当归理气活血，养血止痛。风邪致病，当给邪以出路，首先用云苓、薏苡仁健脾利湿，从中焦脾胃化解；其次投牡丹皮、赤芍活血化瘀，从营分排邪；最后用川芎活血以行气，更能祛风升散而透窍，伍用葛根以增其功，升清降浊，清阳上升，得以卫外，浊阴下降，得以祛邪，从小便排邪，量最大且更安全。沈师妙用一味徐长卿，既可行气活血止痛，又能祛风除湿利水；唯其有小毒，故内服用量不宜过大，以 10 克以内为妥。

❦案二七

郭某某，女，60 岁，2004 年 12 月 3 日初诊（小雪）。肢体关节疼痛伴屈伸不利 1 年。曾在某医院确诊为"风湿性关节炎"，经中西药、针灸、理疗治疗，疼痛时轻时重，未见明显缓解。近 2 周来因下雪，疼痛加重，遂来门诊求治。刻下症见关节冷痛，遇寒痛甚，得热稍减，痛势较剧，痛有定处，屈伸不利，形寒肢冷，纳便尚调，舌质淡，苔薄白，脉弦紧。局部皮色不红，触之不热。寒为阴邪，侵袭经络，阻滞气血，经脉不通，不通则痛，故关节冷痛，遇寒则痛剧；遇热则寒散，气血得通，故而痛减；寒性收引，致屈伸不利；寒邪致病，则形寒肢冷；舌质淡，苔薄白，脉弦紧均为寒盛痛剧之象。其病位于关节。证属寒湿之邪，困阻经络。诊为痛痹（寒邪夹湿，痹阻经络证）；风湿性关节炎。治以温经散寒，祛风除湿。守《伤寒论》麻黄附子细辛汤加减。处方：

制附子10克（先煎0.5小时）　　细辛3克　　桂枝15克

赤、白芍各10克　　陈皮15克　　伸筋草10克　　威灵仙10克

丹参30克　　三七粉3克（冲）　　川楝子10克　　延胡索10克

鹿角霜15克

上方每日1剂，水煎分2次服。连服7剂后，关节疼痛及形寒肢冷减轻。寒湿渐化，气血渐复。效不更法，增强补气之力，上方加生黄芪。续进14剂，疼痛明显减轻，已不感形寒肢冷，关节亦可屈伸，上方加鸡血藤、老鹳草、川续断，加强活血止痛之功。连进7剂后，改为每晚服1煎，连服1个月，以资巩固，未再复诊。

【引自】韩学杰，李成卫：《沈绍功验案精选》，学苑出版社，2006年，第192-194页。

【按】《素问·痹论》云："其寒气胜者为痛痹。"《医宗必读》又云："治痛痹者散寒为主，疏风燥湿仍不可缺，大抵参以补火之剂，非大辛大温，不能释其凝寒之害也。"本案辨证为痛痹，治当温经散寒，祛风除湿，麻黄附子细辛汤正合其治。本案无表证，又虑麻黄有升高血压、抑制心功能的副作用，尤其对老年患者要慎用，故弃而不用，易麻黄为温而不燥的鹿角霜，合桂枝温经散寒，加强温通之力。佐细辛增温通之力，但用量不过钱。祛风除湿伍用威灵仙、伸筋草、鸡血藤、老鹳草，但威灵仙刺激胃，应控制剂量在10克以内。如出现胃部不适，要停用或饭后服。三七、丹参、赤芍、白芍活血止痛，且丹参微寒，亦为寒性反佐。川楝子、延胡索理气止痛。重用陈皮，一则行气助血，增强止痛之力，二则有天然皮质激素样作用，可治痛痹。生黄芪既补气固表御寒，又补气而助温通。附片祛寒止痛，为治寒湿痹痛的效药，但必须制用。全方重在温经散寒，通络止痛，佐以行气和血，痛痹乃除。

阳虚寒湿历节

❀案二八

薛立斋治一妇人，肢节作痛，不能转侧，恶风寒，自汗盗汗，小便短，虽夏亦不去衣，其脉浮紧。此风寒客于太阳经，用甘草附子汤，一剂而瘥。

【引自】（清）魏之琇：《续名医类案》卷十三，人民卫生出版社，1997年，第385页。

【按】本案风寒湿侵入筋骨关节，营卫不利，气血凝涩，以肢节作痛，不能转侧为特征。阳气不足不能卫外则恶风寒、自汗。以甘草、附子汤温阳散寒，祛湿止痛。方中桂、附同用，既可散寒止痛，又可固表止汗；术、附同用，则健脾燥湿，温阳化气；桂、甘同用，振奋阳气，治小便不利。药仅四味，实为疗风湿之良方。

❀案二九

高汉章，得风湿病，遍身骨节疼痛，手不可触，近之则痛甚，微汗自出，小水不利。时当初夏，自汉返舟求治，见其身面手足俱有微肿，且天气颇热，尚重裘不脱，脉象颇大，而气不相续。其戚友满座，问是何症？予曰：此风湿为病。渠曰：凡驱风利湿之药，服之多矣，不惟无益，而反增重。答曰：夫风本外邪，当从表治，但尊体表虚，何敢发汗！又湿本内邪，须从里治，而尊体里虚，岂敢利水乎！当遵仲景法，处甘草附子汤。一剂如神，服至三剂，诸款悉愈。

【引自】（清）谢星焕：《得心集医案》卷一，中国中医药出版社，

2016年，第9页。

【按】甘草附子汤出自《伤寒论》，功效乃温经散寒，祛风除湿。用于风湿相搏，骨节疼烦，掣痛不得屈伸，近之则痛剧，汗出短气，小便不利，恶风不欲去衣，或身微肿者；风虚头重眩，苦极不知食味者。风淫于表，湿流关节，治宜两顾。甘草附子汤为两表两里之偶方。白术、附子顾里胜湿，桂枝、甘草顾表胜风。独以甘草冠其名者，病深关节，意在缓而行之，若驱之太急，风去而湿仍留，反遗后患矣。

❀案三〇

汤某某，女，37岁，成都市棕垫生产组工人。1964年自觉经常头晕，乏力，周身关节疼痛。1965年10月30日晚，突觉肢体沉重疼痛，不能转侧，手不能握物，足不能移步，衣食住行均需他人料理。次日急送某医院，诊断为"风湿"。经针灸治疗10余日，效果不显，遂来求诊。按太阳证论治，3个月基本治愈。初诊由两人搀扶前来就诊。全身关节剧痛似鸡啄，游窜不定，头晕，耳鸣，四肢不温，畏寒恶风，口干少津，不欲饮，舌质偏淡，舌体胖大，边缘有齿痕，苔薄白，寸关脉浮虚，尺微沉。此为太阳证，风寒湿邪郁久成痹。法宜温经逐寒，除湿止痛。以甘草附子汤加味主之，处方：

炙甘草30克　　制附片60克（久煎）　　白术12克　　桂枝18克
生姜30克

2剂。

附片先煎1.5小时，再加其他味药同煎约0.5小时（以下汤剂中，凡有附片者，均以此法煎煮）；日三服，忌食生冷。此证风寒湿邪兼而有之，蕴积已久，郁阻成痹。虽有畏寒、恶风、脉浮之表证，但不可单用发表；虽有头晕耳鸣、四肢不温、口干不欲饮、舌质偏淡而尺脉沉之里证，又不宜径投回逆。参之舌脉诸症，乃为风寒湿相搏，属太阳类似证。《伤寒论》曰："风湿相搏，骨节疼烦，掣痛不得屈伸，近之则痛剧……甘草附子汤主之。"此方用治本例风寒湿痹，颇相吻合。甘草益气和中，附子温经散寒止痛，白术燥湿健脾，桂枝祛风固卫，通阳化气，加生姜以助温散之力。

二诊，上方服2剂后，关节疼痛减轻，稍可转侧行动。上方加麻黄、细辛，以增强驱风散寒、开闭止痛之效，续进5剂。

三诊，自拄拐杖前来就诊。关节疼痛及全身窜痛著减，头晕、耳鸣、畏寒、恶风亦明显好转。上方加茯苓以渗湿，续服5剂。

四诊，全身活动已较自如，精神好转，但腰腿尚觉疼痛、重着。今虽见初效，毕竟一时难收全功。须培补脾肾，通窍除湿，以清余邪。拟理中丸加味续服，处方：

潞党参 60 克	干姜片 120 克	炒白术 60 克	炙甘草 60 克
制附片 120 克	云苓 60 克	上肉桂 30 克	川桂枝 15 克
枸杞子 60 克	真琥珀 60 克		

5剂。

共研细末，水打丸，如黄豆大。日服2次，每次3克。

连服3个月，基本痊愈，恢复正常工作。1979年追访，10余年来，虽关节偶有轻微疼痛，但行动自如，一切较好。

【引自】范开礼，徐长卿：《范中林六经辨证医案选》，学苑出版社，2007年，第17-19页。

【原按】甘草附子汤之"骨节疼烦，掣痛不得屈伸"，与桂枝附子汤之"身体疼烦，不能自转侧"，皆为风寒湿相搏之太阳证。其疼痛不能自已者，均为筋胀之故，病理相同。所异者，本例甘草附子汤证，风湿留于关节，邪深入里；而桂枝附子汤证，风寒湿留着肌肉，有表无里。

阳虚寒湿历节

故汤证不同。

上述两方原义，桂枝附子汤证因属风湿，留着肌表，当以速去为宜，故附子用量较大；而甘草附子汤证，已病久入里，减其附子用量意在缓行。但本例虽属久病入里，又暴发于一旦，且脉沉而细，故兼采两方之义，加大附子与生姜用量，既速去标，又开筋骨之痹也。

❀案三一

陈某某，男，56 岁，工人。1974 年 9 月 4 日初诊。周身关节疼痛已历 4 年有余，在他院诊为风湿性关节炎。平素畏寒怯冷，疼痛游走不定，每遇寒冷则疼痛加剧，两腿可见红斑结节。查血沉 70 毫米 / 时，抗"O"正常。舌苔薄腻，舌质偏淡，脉细。证属风寒湿痹，乃风湿活动而体质偏虚者。治以温经通络，处方：

制川乌（先煎）10 克　　全当归 10 克　　淫羊藿 15 克

川桂枝（后下）8 克　　寻骨风 20 克　　豨莶草 20 克

徐长卿 15 克　　生甘草 5 克

7 剂。

二诊，9 月 11 日。药后关节疼痛较平，仍觉疼痛走窜不定。红斑结节明显减少，此乃佳象。舌苔白腻，脉细。效不更方，循原法进治之。上方加炙蜂房 10 克，炙全蝎（研末分吞）2 克，6 剂。

三诊，9 月 19 日。复查血沉为 21 毫米 / 时。周身关节痛稳定，腿部红斑结节消失，为巩固疗效，嘱其原方再服 10 剂。1976 年 6 月 5 日随访，患者已痊愈，未再复发，并已正常上班。

【引自】陈淑媛，张肖敏：《朱良春老中医治疗痹证的经验》，《中医杂志》1980 年第 12 期，第 15-18 页。

【按】疼痛是痹证最主要的症状之一。如果疼痛能够迅速缓解，则患者信心增强，病情易趋缓解。因寒邪内阻经脉而致之疼痛，临床最为多见，受寒加剧，得温觉舒。由于寒性凝滞，主收引，故其疼痛剧烈，屈伸更甚，《内经》称之为"痛痹"，治宜温经散寒止痛。川乌、草乌、附子、细辛4味乃辛温大热之品，善于温经散寒，宣通痹闭而解寒凝。川乌、草乌、附子均含乌头碱，有大毒，一般炮制后用，生者应酌减其量，并先煎1小时，以减其毒。本例乃风寒湿三邪致病，且风湿日久，经络阻滞，着于筋骨，久病正虚，气血耗损，故治宜温经通络，兼顾温补。方中川乌、全蝎、蜂房搜风力强；配伍当归、淫羊藿补益脾肾，强筋骨，驱风湿；豨莶草、徐长卿、寻骨风祛风除湿。全方共奏温经散寒、祛风除湿、通络止痛之功。

寒湿痰瘀历节

❀案三二

高某某，男，56岁。初诊，1976年4月22日。患类风湿关节炎3年余，手指、足趾肿痛变形，畏寒乏力，脉沉细，苔薄白。风寒湿久阻脉络，挟瘀凝结。宜大乌头煎参入化瘀搜络之品。

制川、草乌各9克（先煎）　　生黄芪15克　　净麻黄6克

全当归9克　　细辛3克　　生甘草9克　　川桂枝9克

炒赤、白芍各9克　　桃仁9克　　红花6克　　蕲蛇9克

全蝎粉1.2克（分吞）　　纯蜂蜜15克（冲）

稍有加减，服30余剂。

二诊，1976年5月28日。足趾肿痛大减，手指肿痛亦轻，畏寒依故，脉沉细，苔薄白。阳虚之体，风寒湿瘀已有化机，仍守前法增损。

制川、草乌各 9 克（先煎）　　　生黄芪 18 克　　　净麻黄 6 克

川桂枝 9 克　　　细辛 3 克　　　炒赤、白芍各 9 克

熟附片 9 克（先煎）　　　生甘草 9 克　　　全当归 15 克　　　露蜂房 9 克

全蝎粉 1.2 克（分吞）　　　蕲蛇 9 克　　　纯蜂蜜 15 克（冲）

稍有加减，服 20 余剂。

三诊，1976 年 6 月 22 日。足趾肿消痛止，手指痛止，畸形好转，脉细苔白。风寒湿瘀渐化，病久气血亏耗，前方参入益气养血之品。

制川、草乌各 9 克（先煎）　　　熟附片 9 克（先煎）

全当归 15 克　　　川桂枝 9 克　　　细辛 3 克　　　熟地黄 15 克

炙黄芪 15 克　　　炒赤、白芍各 9 克　　　炒川芎 6 克　　　鹿角片 9 克

全蝎粉 1.2 克（分吞）　　　蕲蛇 9 克　　　纯蜂蜜 15 克（冲）

14 剂。

【引自】严世芸，郑平东，何立人：《张伯臾医案》，上海科学技术出版社，2008 年，第 179 页。

【按】类风湿关节炎是现代医学名词，根据本案患者临床症状表现，中医可以诊断为"痹证""历节"。此病 3 年有余，病久入络，病久寒深。患者手指、足趾肿痛变形，畏寒乏力，脉沉细，苔薄白，是以寒证为主。因此，本病病机当是风寒湿久阻脉络，兼有瘀滞。此风寒湿邪久积于内，非一般祛风散寒化湿药药力所能及，须以大辛大热、温经散寒通络之品才能直达病所，以奏祛风除湿、散寒化瘀通络之效。故初诊即用大乌头煎合当归四逆汤加减。方中乌头大辛大热，善治沉寒痼冷，并能止痛；配以蜂蜜同煎，既可缓和乌头之毒性，又能增强止痛作用，延长疗效。二药配合蕲蛇、全蝎，驱寒胜湿力强。但乌头有毒，必须久煎，并注意用量和服法，以防中毒。如服后出现呼吸、心跳加快，脉有间歇，甚至昏迷等中毒反应，急当抢救。本案为风寒湿久阻脉络，夹瘀凝结，故祛风寒湿同时，当需加桃仁、红花、赤芍、白芍兼顾活血化瘀。加麻、桂之品解风寒。黄芪、当归寓意于补，久痹耗损气血，当以之增强正气，

补益气血。初诊后，风寒湿三邪去之大半，守方同时，加附子、鹿角片等，增强扶正温阳之力。

❀案三三

王某某，女，35岁，已婚，教员。1977年9月20日就诊。患者面色苍白，形体虚胖，精神萎靡。据云3年前右骶骨部及右大腿上部疼痛，肢体关节疼痛重着，活动不便。肌肤常有麻木感觉。口淡不渴，饮食、睡眠、大小便尚可。月经不规则，往往推迟，白带多。舌苔白腻，脉濡弱。乃湿邪留滞，阻闭气血，经络不利。体检：血压100/60毫米汞柱。血象：血红蛋白8.5克/分升，红细胞每立方毫米341万个，白细胞每立方毫米3500个，中性粒细胞77%，嗜伊红细胞2%，淋巴细胞21%，血沉135毫米/时。西医诊断：风湿性关节炎。中医辨证：着痹（湿痹）。治法：祛湿通络，祛风散寒。拟《类证治裁》薏苡仁汤加减，处方如下：

薏苡仁30克　　川芎7克　　当归10克　　桂枝9克

独活7克　　党参20克　　黄芪20克　　川乌7克

苍术10克　　木瓜10克　　秦艽10克

水煎服，每日1剂，配服小活络丹，并酌情加减，调治2月，诸症均见好转。

【引自】盛国荣：《痹证论治》，《福建中医药》1981年第2期，第2-3页。

【按】痹证系指肢体受风寒湿邪等侵袭而致经络闭阻，气血不通的病证。正如《济生方》所云，痹证的发生"皆因体虚，腠理空疏，受风寒湿气而成痹也"。风寒湿外袭，大多夹杂而至，但常有偏胜。风胜为行痹，寒胜为痛痹，湿胜为着痹。本证湿痹，为湿邪留滞，阻闭气血。方用薏苡仁汤，重在祛湿通络。痹证因其风寒湿邪轻重有别则治有侧重，然而治血之法则贯穿始终，因其血瘀而通之，因其血虚而充之，深得"治风先治血，血行风自灭"之要旨。薏苡仁汤全方药物共奏祛风除湿、散寒止痛之功，用于寒湿痹痛。方中薏苡仁渗湿除痹，能舒筋脉，缓和拘挛；苍术辛散苦燥，长于祛湿，故痹证湿胜者尤宜；独活为祛风除湿要药。诸药配伍，祛风散寒，除湿通络，常用于风寒湿痹，尤其是用于湿痹而筋脉挛急疼痛者。小活络丹以川乌、草乌温经活络，以散络中寒湿；天南星燥湿活络，以祛络中之痰；乳香、没药行气活血，以化络中瘀血，并能止痛；地龙通经活络，并加用陈酒以助药势，引导诸药直达病所。若寒湿历节日久而有痰瘀互结，且正气亏虚时，则用大活络丹补气血、和营卫、散寒湿、祛痰瘀。

气虚寒湿历节

❀案三四

赵某某，女，34岁，1975年7月以右臂麻木来诊。自诉：半月前因洗衣被等物30余件，劳累出汗，当天晚上卧床后即觉右肘至肩部沉重、麻木、怕冷、酸痛，尤以肩部疼痛较甚。次日起床穿衣时，右上肢抬举困难，在某医院针灸一次后肩痛加剧，活动更加受限，入夜其疼更甚。要求中药治疗。观其人呈痛苦病容，面色㿠白少华，诊脉沉细无力，舌苔淡白而润，右臂肌肤触之欠温。"邪之所凑，其气必虚。"患者素体虚衰，因洗衣物而劳累出汗，寒湿之邪侵伤血分，血行不畅，阳气痹阻而致血痹。《灵枢·邪气脏腑病形篇》说："阴阳形气俱不足，勿刺以针，而调以甘药。"随方选《金匮要略》黄芪桂枝五物汤加味以温阳行痹，取黄芪益气扶正，桂枝温阳通痹，芍药敛阴除痹，姜、枣调和营卫。因病邪在上肢，必加善走上肢之片姜黄以行气止痛，羌活祛风止痛。处方如下：

黄芪1两　　桂枝3钱　　白芍3钱　　生姜5钱

大枣10枚　　姜黄4钱　　羌活2钱

每日1次，水煎分2次服，嘱服5剂。

二诊，右臂麻木沉重大减，但怕冷仍如前，且肩疼仍甚，诊脉沉细，舌苔白润。原方加制附片3钱，以增温阳散寒之力，嘱服5剂。

三诊，臂已不麻，肩部酸痛，抬肩举臂自如，但仍怕冷、沉重，脉舌如前，原方加薏苡仁5钱、蚕沙4钱，以增除湿之力，嘱服5剂。

四诊，病已痊愈，嘱其勿受潮湿、寒冷刺激，以避免复发。

【引自】窦友义，武纪玲，李妍：《窦伯清医案》，甘肃科学技术出版社，2011年，第54页。

【按】血痹证由素体"骨弱肌肤盛"，劳而汗出，腠理开，受微风，邪遂客于血脉，致肌肤麻木不仁，状如风痹，但无痛，是与风痹之区别。患者因劳累汗出，致肩肘沉重、麻木、畏寒、酸痛，实是寒湿之邪侵袭。患者素虚，故感邪即发，盖"邪之所凑，其气必虚"。《素问·痹论》说："营气虚，则不仁。"黄芪桂枝五物汤以益气通经、和血通痹为立法之本，为治疗血痹的常用方。方中黄芪为君，甘温益气，补在表之卫气。桂枝散风寒而温经通痹，与黄芪配伍，益气温阳，和血通经。桂枝得黄芪，益气而振奋卫阳；黄芪得桂枝，固表而不致留邪。芍药养血和营而通血痹，与桂枝合用，调营卫而和表里，两药为臣。生姜辛温，疏散风邪，以助桂枝之力；大枣甘温，养血益气，以资黄芪、芍药之功。大枣与生姜为伍，又能和营卫，调诸药，以为佐使。因病邪在上肢，必加善走上肢之片姜黄以行气止痛，羌活祛风止痛。若风邪偏重者，加防风、防己以祛风通络；兼血瘀者，可加桃仁、红花以活血通络；用于产后或月经之后，可加当归、川芎、鸡血藤以养血通络。本方不仅适用于血痹，亦可用于中风之后，半身不遂，或肢体不用，或半身汗出，肌肉消瘦，气短乏力，以及产后、经后身痛等。

正虚寒湿历节

✿案三五

方女。产后百节空虚，风寒湿三气乘虚而入，遍体疼痛，肢端麻木。寓祛风于养血之中。

当归9克	白芍9克	防己12克	羌、独活各4.5克
秦艽9克	细辛3克	狗脊9克	桑寄生9克
苍术6克	晚蚕沙12克（包）		豨莶草9克

【引自】朱良春：《章次公医术经验集：增补本》，科学出版社，2013年，第255页。

【按】正虚寒湿历节多见于寒湿历节日久，反复发作，缠绵难愈，关节肿痛，肌肉消瘦，面色无华，腰膝酸软，眩晕耳鸣，舌淡胖苔滑，脉沉细弱。本证产后百节空虚，风寒湿三气乘虚而入，因气血不足而受风寒湿之邪侵袭成痹。治以祛风除湿，散寒止痛，益气活血。方中防己祛风，秦艽、狗脊、桑寄生、晚蚕沙、豨莶草祛风除湿，细辛、苍术祛风散寒，羌活、独活散寒祛风除湿止痛。羌活善治腰以上风寒湿痹；独活性善下行，故周身风寒湿均可祛除。更用当归配伍白芍补血和血，晚蚕沙活血，寓祛风于养血之中，养血行血，血脉通利，邪风无地可容，起到血行风灭的作用。

第三章 寒湿上侵

　　寒湿上侵，是指感受寒湿之邪，客于头面，干扰清空，引起头部冷痛，胀痛如裹，疼痛剧烈，颈项僵直，嗅觉迟钝，食不知味，语声如瓮中出，或失语等以五官七窍症状为主要临床表现的症候群。《素问·阴阳应象大论》曰："其高者，因而越之"，故多用轻扬宣越之品开空通窍。

　　本章共收录4个典型医案，分"寒湿上蒙清空""阳明夹中焦寒湿上干""厥阴夹下焦寒湿上扰"等3类，详细论述了寒湿上侵的不同分类，为此类疾病的临床辨证论治提供参考。

寒湿上蒙清空

❀案三六

马某某，女，43岁，1965年4月18日会诊。诉于3日前洗衣后，头重欲倒，卧床不起。部队医院检查，客观指标无异常，未能诊断，难以投药。姑以对症治疗3天，未见效验，邀余会诊。症见头重项强，欲倒地下，卧床不起，目合口闭，两手紧握，面晦而淡，神清寡言，对答切题，语若瓮出，重听若聋，鼻塞胸闷，四肢困重，转侧困难，大便3日未行，小便清长，腹不胀，舌质略胖，苔白腻，脉濡缓。证属寒湿上蒙清空。治以祛湿散寒，开空通窍。拟以三叶三草汤投之，药用：

石菖叶9克　　薄荷叶6克　　紫苏叶12克　　佩兰12克

马鞭草10克　　鱼腥草10克　　葱白10根　　细辛3克

清水煎，分温2服。

外用：细辛、皂角各3克，冰片0.1克，研粉吹鼻。推拿鼻翼取数十次，连打喷嚏数下，涕泪俱下。

二诊，4月19日，药后汗出微微，喷嚏连声，大便通畅，目开口和，耳鼻亦通，头痛大减，纳进，可下床走路，知药中病机，连进2剂，后以健脾养胃调理收功。

【引自】 林上卿案。

【按】 本案属寒湿上蒙清窍，扰乱神明所致之证。寒湿之邪易于阻滞神机，而见头重欲倒，四肢困重，转侧困难，寡言，重听若聋等。治以祛湿散寒，开窍通窍。方拟三叶三草汤投之。其中三草为马鞭草、鱼腥草、佩兰（省头草）。马鞭草提神，平缓情绪，消除呕心，促进消化；鱼腥草宣肺利湿；省头草芳香辟秽，祛暑化湿，醒脾开胃。三叶为石菖叶、薄荷叶、紫苏叶。其中石菖蒲、薄荷叶祛湿开窍，加之紫苏叶、葱白、细辛散风寒。全方可收祛湿散寒、开空清窍之功。外用细辛、皂角、冰片研粉吹鼻，推拿鼻翼取嚏，助其开空清窍。

阳明夹中焦寒湿上干

❀案三七

彭某某，女，28岁，1984年1月25日初诊。积雪梅雨气候，腻滞之质，抑郁之体，中焦虚寒。4天前冒雨洗涤，寒湿之邪，内外相招，为阳明之气所夹上干清空，次日入暮发作。前额重痛欲裂，鼻塞涕浊，不闻香臭，鼻窦压痛，眩晕胸闷，纳呆便溏，小便色白，口淡不渴，面唇紫暗，舌淡胖，苔白腻，脉缓。服抗生素、止痛片，效果不佳，请余诊治。投以苍术辛芷汤加味以燥湿健脾、散寒通窍，药用：

苍术30克　　细辛6克　　白芷9克　　升麻9克

荷叶9克　　葱白7根　　钩藤9克　　辛夷12克

水煎温服。

外用通关散搐鼻取嚏。

2剂后痛减，微微汗出，诸症改善，知药中病机，加白术15克，枳壳6克，连服4剂痊愈，继用香砂六君子收功。

【引自】阮诗玮案。

【按】本案为脾胃虚寒体质冒雨外感寒湿之邪，上蒙清窍，故头重痛欲裂，眩晕胸闷。纳呆便溏乃中焦虚寒。治宜燥湿健脾，散寒通窍。

投自拟方苍术辛芷汤治之。本方君用苍术燥湿理脾，以澄其源；臣以升麻、荷叶达上化湿；细辛、葱白、白芷散寒通窍，且白芷引药入阳明经为使；贵在佐以钩藤，温中有凉，升中有降，泻肝以和胃，不使其气上逆。鼻窦压痛者加辛夷。其中细辛、白芷、辛夷为治疗鼻塞、鼻窦压痛之通鼻开窍要药，荷叶驱散中焦湿邪，钩藤为治疗头痛眩晕常用药，故药到病除。继用香砂六君子调理中焦脾胃以收功。

❀案三八

陈某某，女，38岁，福鼎鞋厂工人，1984年1月15日初诊。腊月严冬，雷雨交加，晦涩之质，抑郁之体，淋浴洗衣，次日头裹重痛，眉棱尤甚，时而如针刺，抽掣，不食不寐，口淡不渴，心烦胸闷，脘痞腹胀，溲赤便溏不爽，恶寒发热，寒甚热微，此已1周。服止疼片罔效，中药九味羌活汤亦不减轻，延余诊治。见面色晦暗，郁郁不乐，舌暗淡，苔白腻少津，脉寸关浮滑。询素体脾胃虚弱，此乃阳明夹中焦寒湿上干清空，夹有瘀血，郁火内伏。前医九味羌活汤本属对证，但重用生地黄45克而碍湿，并缺调气之品，遂无功效。治以燥湿健脾，调理气血。拟苍术辛芷汤加减，药用：

苍术30克　　细辛6克　　白芷9克　　升麻9克

荷叶9克　　钩藤9克　　枳壳6克　　红花3克

栀子6克　　淡豆豉9克

水煎温服。

1剂知，2剂头痛消。1月17日次诊，诉思睡而不能寐，知饥不食，大便通畅，小便转清，舌淡红，苔薄腻根厚，脉弦，乃痰湿郁火为患，投温胆汤加百合。2剂后寐佳，纳增，心情舒畅，苔已退，后以健脾理气收功。

【引自】阮诗玮案。

【按】《温病条辨》曰："湿之入中焦，有寒湿，有热湿，有自表传来，有水谷内蕴，有内外相合。其中伤也，有伤脾阳，有伤脾阴，有伤胃阳，有伤胃阴，有两伤脾胃。伤脾胃之阳者十常八九，伤脾胃之阴者十居一二。彼此混淆，治不中款，遗患无穷。临证细推，不可泛论。"本案为中焦脾胃虚寒，阳明夹中焦寒湿上干清窍。前医九味羌活汤本属对证，但重用生地黄而碍湿，并缺调气之品，遂无功效。治宜燥湿健脾，调理气血。湿久生热，热必伤阴，古称湿火者是也。次诊时主要病机乃痰湿郁火，胆胃不和，痰热内扰，虚烦不眠，故投以温胆汤加百合理气化痰、清胆和胃，继之健脾理气调理收功。故临证者必细心推求，方下手有准的。盖土为杂气，兼证甚多，最难分析，治湿者必须审在何经何脏，兼寒兼热，气分血分，而出辛凉、辛温、甘温、苦温、淡渗、苦渗之治，庶所投必效。

厥阴夹下焦寒湿上扰

❀案三九

姚某某，男，43岁，农民，1977年4月12日诊。春雨绵绵，两日前下田耕地，为暴雨所袭，午后2时许，突然颠顶重痛如掣，坐立不安，呼叫不停，欲锤子杵之。家属用拳捶之，愈重愈好。医以止痛针、片剂，均不验。延余急诊，并见面色晦暗，唇紫略青，目少神，四肢不温，大便秘结，舌淡胖，苔厚白腻，脉弦紧。乃寒湿为厥阴之气所夹上扰清空，血脉凝滞，不通则痛。治以散寒化湿，回阳通脉。方用当归四逆汤加吴茱生姜汤增钩藤，药用：

当归 30 克　　桂枝 30 克　　钩藤 30 克　　细辛 15 克

木通 15 克　　白芍 15 克　　吴茱萸 15 克　　炙甘草 10 克

大枣 10 枚　　生姜 10 片

清水煎，分 2 次服。

二诊，4 月 13 日，头重痛时安，余症无进退。

三诊，4 月 14 日，知病寒湿太重，一服不能温化，嘱其连进 3 剂。

四诊，4 月 17 日，汗出微微，涕泪甚多，头重痛消失，二便通畅，诸症尽安。

【引自】林上卿案。

【按】本案发病季节为春夏交替之际，春雨所袭，寒湿之邪外侵。颠顶属厥阴经所过之地，结合头疼，面色紫暗，口唇青紫，四肢不温，脉弦紧，证属寒湿之邪为厥阴之气所夹上扰清空，血脉凝滞，不通则痛。治以散寒化湿，回阳通脉。当归四逆加吴茱萸生姜汤温经散寒，养血通脉。其中通草尚能利湿，吴茱萸、生姜更有温中散寒化湿之力。增钩藤、伍白芍以泻肝，降厥阴之逆。

第四章

少阳寒湿

　　少阳寒湿，是指寒湿之邪侵犯手、足少阳经引起的寒热往来、寒热起伏等半表半里证一系列临床表现的症候群，也包括寒湿之邪遏伏膜原引起的症候群。少阳是枢机，因此少阳寒湿总体以和解为法，使枢机和利。

　　本章收录了3个病案，分"邪郁少阳，相火内伏""邪留三焦，湿浊不行""邪伏膜原，郁遏阳气"等3类进行阐述，为更好地掌握少阳寒湿辨证论治提供参考。

邪郁少阳，相火内伏

❀案四○

胡某某，女，19岁，宁德人，1983年4月13日初诊。3天前淋雨后两侧头疼，鼻塞流涕，继而恶寒发热。服复方阿司匹林（APC）、速效感冒片等无效，延治于余。症见往来寒热，寒甚热微，两侧头胀痛，胁肋不舒，胸闷喜太息，食欲不振，恶心欲吐，口苦，大便溏薄，舌苔白腻，脉弦。乃寒湿郁于少阳，枢机不利，相火内伏之证。投柴胡枳桔汤化裁以和解少阳，畅气疏邪，兼清相火。药用：

| 柴胡6克 | 川芎6克 | 半夏6克 | 黄芩3克 |
| 枳壳3克 | 桔梗3克 | 陈皮4.5克 | 生姜3片 |

绿茶1把

1剂症减，觉口干，加天花粉9克，进2剂痊愈。

【引自】阮诗玮案。

【按】本案为寒湿郁于少阳，枢机不利，相火内伏之证。故见寒热往来，头两侧胀痛，胁肋不舒，胸闷喜太息，食欲不振，恶心欲吐，口苦，脉弦。治宜和解少阳，和解表里，畅气疏邪，兼清相火。选方柴胡枳桔汤。以柴胡疏达腠理，黄芩清泻相火，为和解少阳之主药，专治寒热往来，故以之为君。凡外感之邪，初传少阳三焦，势必逆于胸胁，痞满不通，而或痛或呕或哕，故必臣以宣气药，如枳、桔、陈、半之类，开达其上中二焦之壅塞。佐以生姜，以助柴胡之疏达；使以绿茶，以助黄芩之清泻。正合病机，故2剂痊愈。另寒湿之邪郁于足少阳胆经，相火内伏，有湿偏重和寒偏重之分。寒偏重者，用柴胡枳桔汤。方中柴胡疏达腠理，和解少阳；黄芩清泻相火；枳壳、桔梗、陈皮、半夏畅气转邪而化寒湿；生姜助柴胡之疏达；绿茶助黄芩之清泻。湿偏重者，用柴胡桂姜汤。药用柴胡、黄芩和解少阳，疏达腠理，清泻相火；干姜温散寒湿；桂枝解肌达表，助柴胡引邪从太阳而出；天花粉、牡蛎助黄芩清泻相火，且软坚散结，并制姜、桂之辛燥；甘草调和诸药。同时，少阳寒湿还需要与少阳湿温相鉴别。后者系感受湿热邪气所致，多见于燥红之质，热象偏重，口苦而干，心烦尿赤，舌红苔黄腻，脉濡数，治以清热利湿，方用蒿芩清胆汤。

邪留三焦，湿浊不行

❀案四一

谢某某，男，46岁，宁德人，1983年7月26日初诊。腻滞之质，1周前公事出海，为寒湿所侵，全身疼痛，咽喉肿痛，憎寒发热，此起彼伏，胸闷纳呆，脘痞腹胀，恶心呕吐，咳嗽痰多。医以小柴胡合蒿芩清胆汤。4剂症情如故，遂求治于余。望之苔白厚滑腻，舌质不红，脉弦滑不数。问其尿清便溏，口不干渴。此乃寒湿留滞三焦，痰浊内停，枢机不利之证。当以分消走泄。自拟分消饮加味，药用：

煮半夏6克	陈皮6克	川厚朴6克	杏仁6克
竹茹6克	枳壳6克	云茯苓9克	草果4.5克
干姜4.5克	细辛3克		

2剂药后，感口干，诸症悉减。

二诊，7月29日，乃知药中病机，步上方再进2剂。

三诊，8月31日，寒热已平，辰下纳少，疲乏，舌苔薄腻，脉弦，拟白术和中汤收功。

【引自】阮诗玮案。

【按】《素问·灵兰秘典论》曰："三焦者，决渎之官，水道出焉。"《难经·三十一难》又曰："三焦者，水谷之道路。"三焦的这种功能是由其气化作用来完成的。寒湿留滞三焦，气化失司，则水湿不行，痰浊酿生，遂成本证。治应遵循湿邪留滞三焦，"上焦宜化，中焦宜燥，下焦宜利"的原则。自拟分消饮加味，以草果温阳燥湿散寒，陈皮、川厚朴、枳壳理气化湿，杏仁开宣肺气，使气化而寒湿亦化，煮半夏、竹茹化痰，云茯苓淡渗利湿，共奏分消走泄之功。

邪伏膜原，郁遏阳气

案四二

姜某某，男，36岁，宁德人，1983年6月2日初诊。患者于5天前劳累汗出沐浴而为寒湿所伤，全身疼痛，恶寒发热。用西药复方阿司匹林（APC）、庆大霉素及中药银翘解毒丸汗出不解，而求治于余。症见寒甚热微，寒热往来，午后尤甚，身疼头重，汗出不畅，纳少恶逆，胸闷胁满，口苦而干不欲饮，睡眠欠佳，溲微黄，便溏，舌淡红，苔白浊厚腻，脉弦。乃寒湿扰于膜原，郁遏阳气所致。治当疏利透邪，开达膜原。方用雷氏宣透膜原法化裁。

草果4.5克　　槟榔4.5克　　青蒿6克　　川厚朴6克

藿香6克　　半夏6克　　黄芩3克

二诊，诉3剂后寒热清，身疼减轻，纳增，精神清爽，舌淡红，苔白浊腻，脉弦缓。乘胜追击，拟六和汤加味。

香薷 6 克　　　川厚朴 4.5 克　　　云茯苓 9 克　　　木瓜 9 克

扁豆 12 克　　　煮半夏 3 克　　　杏仁 3 克　　　明党参 12 克

三诊，2 剂后身疼甚微，稍疲乏，舌淡红，苔薄腻，脉缓。用参苓白术散收功。

【引自】阮诗玮案。

【按】膜原，中医泛指膈间及肠胃之外脂膜的部位。膜，也写作"募"。《素问·举痛论》曰："寒气客于肠胃之间，膜原之下。"王冰注："膜，谓膈间之膜；原，谓膈肓之原。"《灵枢经·百病始生》曰："留而不去，传舍于肠胃之外，募原之间。"明代吴有性（又可）《温疫论》曰："凡邪在经为表，在胃为里，今邪在募原者，正当经胃交关之所，故为半表半里。"薛雪（生白）《湿热病篇》指出："膜原者，外通肌肉，内近胃腑，即三焦之门户，实一身之半表半里也。邪由上受，直趋中道，故病多归膜原。"本案属湿邪阻遏膜原，阻遏阳气所致。治当疏利透邪，开达募原。湿热秽浊从口鼻而入，直趋中道，膜原首当其冲。病在半表半里，正邪交争则寒热往来；湿浊偏盛，阳气受遏，不能布达肌表四肢，则寒甚热微，身痛，手足沉重；阳气郁极而通，则汗出；湿阻气机，升降失司，则呕逆胀满。苔白厚腻浊如积粉，脉缓，是湿浊阻于膜原的临床特征。本证要点是寒热往来，寒甚热微，舌苔白厚腻浊。治宜疏利透达膜原湿浊。雷氏宣透膜原法中，厚朴、槟榔、草果芳香辟秽，苦温燥湿，辛开行气，直达膜原，开泄透达盘踞之湿浊；藿香、半夏增强化浊燥湿、开达湿浊之力；黄芩清泻湿中之热；甘草和中。药中其鹄，故获良效。

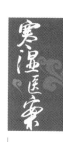

邪伏膜原，郁遏阳气

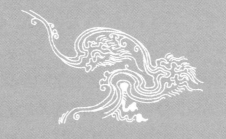

第五章

寒湿凝闭心包

　　寒湿凝闭心包，是指寒湿之邪内陷，凝闭心包，心气不得外达，引起神志失常、昏厥不醒等一系列表现的症候群，是临床急危重症。心为君主之官，不受邪，心包代为受邪，其性属火，与寒湿水火不相容。因此治疗上强调散寒祛湿，开窍醒神，固护心阳。

　　本章共收录 7 个临床案例，分"寒湿束表，内陷心包""肺气郁遏，心包阻闭""寒湿结营，凝闭心包""离照不明，阴霾充斥""寒湿凝闭，心阳受伤"等 5 类，从卫气营血角度展示了寒湿凝闭心包不同阶段、不同病情程度的辨证论治与处方用药。

寒湿束表，内陷心包

❀案四三

刘某某，男，21岁，1979年12月29日诊。患者感冒头痛，鼻塞流涕，又外出嬉戏玩水，此后头痛加剧，寒栗拘束，随即昏厥不醒。次日延余会诊。症见面色黯黑，神昏不语，身热无汗（体温40.2℃），肢末冰冷，指甲发紫，舌体肥胖，苔厚腻浊，脉沉细促。乃营卫不调，腠理疏松，寒湿横笃，内陷心包。治以散寒祛湿，助阳启闭。麻黄附子细辛汤加味，药用：

麻黄15克　　附子15克　　细辛6克　　皂角刺5克

水煎，鼻饲1剂。

药后6时许发出呻吟，四肢伸动，继而汗出，头颈部汗较多，热减（体温37.5℃），目开能视，但神志模糊，言语不清，诉头痛，舌肥胖，苔薄腻，脉细。此寒从外解，湿邪未罢。继以温阳利水，化痰醒脑。真武汤加味，药用：

附子10克　　白芍10克　　生姜10克　　茯苓15克

白术15克　　细辛3克　　皂角刺2克

药后全身微微汗出，小便清长，神志清楚，言语畅利，舌脉如常，诸症尽除。

【引自】林上卿案。

【按】麻黄附子细辛汤可以温阳散寒，助阳解表，是治疗太阳少阴同病的方剂，《伤寒论》中记载其用于治疗"少阴病，始得之，反发热，脉沉者"。"脉微细，但欲寐"为典型的少阴病特征。张锡纯在《医学衷中参西录》中分析本方证时说："此外感之寒凉，由太阳直透少阴，乃太阳与少阴合病也。如少阴与太阳合病，是以少阴已为寒凉所伤，而外表纵有发热之时，然此非外表之壮热，乃恶寒中之发热耳。是以其脉不浮而沉。盖少阴之脉微细，微细原近于沉也。故用附子以解里寒，用麻黄以解外寒，而复佐以辛温香窜之细辛，既能助附子以解里寒，更能助麻黄以解外寒，俾其自太阳透入之寒，仍由太阳作汗而解，此麻黄附子细辛汤之妙用也。"吉益东洞在所著《类聚方》中本方条目下注解说："不可无恶寒之证。"由此可见，脉微细、但欲寐、恶寒、发热、脉沉是本方证识别的关键。本案初为营卫不调，腠理疏松，寒湿横笃，内陷心包，心阳被寒湿所遏，故昏厥不醒，脉沉细。发热此非外表之壮热，乃恶寒中之发热耳，乃青年阳盛之体，为寒所伤，阳郁而发也。治以散寒祛湿，助阳启闭。药用麻黄附子细辛汤，加皂角刺化痰开窍。然化湿之力略显不足，故约后寒从外解，湿邪未罢，继以温阳化水、化痰醒脑之真武汤治之，诸症尽除。

❀案四四

陈某某，男，16岁，福鼎人，1978年5月11日初诊。感冒3天，上山放牛，忽逢暴雨所淋，睡至半夜，突然一声呼叫，跌到床下，即神昏不语，两目直视，四肢僵硬，头项强直。西医诊为"病毒性脑膜炎"，中医拟麻桂葛根等法治之，鼻饲1剂。下午出现发热（体温40.0℃），遽然改弦易辙，用白虎汤合安宫牛黄丸。第三天脉现"雀啄"，西医所谓"心力衰竭"者，用强心剂，中医守上方加人参。第四日病情益重，危在旦夕，诸医束手无策，延余会诊。见其"四管"齐下，面色晦暗，鼻唇青黑，舌淡胖，苔薄黄，但边底白腻，唇虽燥却满口痰涎，虽发热（体温40.0℃）但按之不灼手，肢冷过肘膝，无汗，小便微黄，其脉乃促结而束紧。余曰："《伤寒论》有言：'脉促者，表未解也。'若为阳明白虎，为何无汗、口不渴、身热不灼手、脉不洪大？且病已四日，小便不见黄赤，苔底却为白腻？断非！"实乃寒湿郁表，凝闭心包之证，并有化热之趋。当投辛温散寒解表，芳香化湿开窍，稍佐清热，且停止输液。药用：

藿香10克　　　佩兰10克　　　苍术10克　　　荷叶10克

金银花15克　　益元散（包煎）30克　　　皂角刺3克（研粉冲服）

细辛5克（研粉冲服）　　　行军散0.6克（冲服）

晚7时许鼻饲1剂，次日清晨见头面微汗出，目略有瞬意，余症如故。

二诊，此药中病机，然解表化湿之力尚不足，加苍术10克，再进1剂。

三诊，药后上半身汗出，热减退（体温38.5℃），目转有神，口中噗噗，已能吞咽，脉时仍见促，去鼻饲管，再加苍术至30克。

四诊，热退神清坐起，并能言语，舌转淡红，苔退，脉缓能食，二便自调，余"二管"均去，继以调理脾胃善后。

【引自】林上卿案。

【按】本案亦属寒湿合而为邪，郁于肌表，凝闭心包，并有化热之趋，故治宜辛温散寒解表，芳香化湿开窍，稍佐清热。药后头面微汗出，目略有瞬意，余症如故，实乃化湿之力尚不足，故加用化湿之力药物后诸症遂解。

❀案四五

黄某某，男，16岁，宁德人，1968年8月12日诊。炎夏放牛山坡，汗出浃背，投溪游泳，起来即汗毛耸然寒栗，返家后恶寒发热，头身重痛，不能转侧，入暮神志昏迷，筋脉拘挛。医以为热闭心包，引动肝风者，用羚角钩藤汤合安宫牛黄丸。治疗 2 天无效，延余诊治。症见神昏不语，肢厥不温，全身僵硬，身热不灼手，无汗，面色黧黑，双目直视，牙关紧闭，小便清，舌淡胖，苔灰腻，脉沉细。追其病因，乃知汗出表开，寒湿径入，凝闭心包。投麻黄附子细辛汤加味，药用：

麻黄 9 克　　附子 12 克　　细辛 6 克　　石菖蒲 6 克

郁金 6 克

煎药时，其所亲知医者，看毕处方曰："其身热如此，投此大辛大热之品，莫非火上添油乎？"良言甫信，谬说更新，歧路亡羊，遂不肯与服。余便告辞，走至半路，其家人追访，余曰："生死攸关，只此一举。"取汤药饲之，过 3 时许鼻旁汗出，继则喷嚏，全身微汗出，目有瞬意。减麻黄至 3 克，再进 1 剂，次日神清能坐，后以参苓白术散收功。

【引自】黄农案。

【按】炎夏暑湿热（火）邪为主。本案为汗后表开，腠理空虚，感受寒湿之邪，凝闭心包，太少合病，故神昏不语，肢厥不温，全身僵硬，身热不灼手，脉沉。投以麻黄附子细辛汤加味助阳解表，化湿解郁，更用石菖蒲、郁金芳香化痰开窍，遂表里之邪速解，窍开神清。

肺气郁遏，心包阻闭

❋案四六

吴某某，男，22 岁，1957 年 2 月 5 日诊。患者于 2 天前午后精神不爽，至晚 6 时即入昏迷，注射西药并施针灸，均未获效，而邀余诊。视之僵卧榻上，目瞑露齿，神昏不语，二便自遗，脉细涩，唯心口尚温。

余曰："病状怪异，莫非虢太子之尸厥乎？"姑投还魂汤。药用：

麻黄 9 克　　桂心 1.8 克　　杏仁 9 克　　甘草 3 克

水 200 毫升，先煎麻黄去上沫，后入杏仁、甘草，得 80 毫升，去渣，泡桂心，滤过，点滴鼻饲。历 1 时许药尽，病者胸口微汗，继针"三才穴"，即百会、人中、涌泉，从上及下，针入涌泉，病者长吁一声，继则叫痛，张目环视，神定色返，诸如常人。

【引自】林上卿案。

【按】本例属阴厥证（又称暴厥、尸厥等）。病机为肺气郁遏，心包阻闭。治宜散阴霾，救暴逆，还魂魄。方选《备急千金要方》卷二十五之还魂汤，此即《伤寒论》"太阳例"中麻黄汤，以桂心易桂枝入肝以招其魂，麻黄入肺以通其魄，杏仁入络以降其逆，甘草入腑以缓其暴。阴霾散，阳气回，暴逆救而魂魄安矣。本案以麻黄配杏仁，宣畅肺气，散寒化湿，气分郁遏之邪一去，心包阻滞之邪便出，窍闭自启；桂心配甘草，辛甘化阳，使离照当空，阴霾自散。

寒湿结营，凝闭心包

案四七

陈某某，女，13 岁，宁德人，1983 年 8 月 10 日初诊。暑湿外感头痛 2 日，为生冷瓜果所遏，误投寒凉清暑，表邪内陷，凝结营阴，闭阻心包，神昏不语，颈项强直，牙关紧闭，二目直视，手足抽动，面色青紫，舌暗胖，苔灰滑腻，脉弦细。西医所谓"病毒性脑膜炎"者，用药 1 周未醒，延中医科会诊。余投自拟启宫汤送服至宝丹 1 丸，以温散寒凝、芳香开窍。药用：

炮姜6克　　郁金6克　　石菖蒲6克　　苍术9克

麻黄3克　　皂角刺3克　　细辛3克　　五味子2克

水煎鼻饲。

二诊，次日，目有瞬意，手足抽动减少，再进1剂。

三诊，呼之能应，语如瓮中出，舌淡胖，苔白厚腻，脉弦。守上方加重苍术至15克，麻黄至8克。药后微微汗出，神清坐起，食欲欠佳，继以白术和中汤调理，下床适当活动，半月而安。

【引自】阮诗玮案。

【按】本案为外感暑湿，误投寒凉清暑之剂，致使表邪内陷，凝结营阴，凝闭心包，故见神昏不语，颈项强直，牙关紧闭，二目直视，手足抽动，面色青紫，舌暗胖，苔灰滑腻，脉弦细。治当温散寒凝、芳香开窍，自拟启宫汤。以炮姜、细辛、皂角刺、郁金入营分，散寒化湿，使凝散、结开、血行；石菖蒲、郁金芳香开窍；苍术、麻黄燥湿散寒，引邪出表；五味子温敛心气，以防诸药之辛散太过。首方奏效后加重苍术、麻黄用量，驱散寒湿之力加强，而病邪除，诸症解。

关于苍术和麻黄配伍治疗湿证的体会：湿邪侵入人体可以从寒化或热化。若脾阳素虚或过用寒凉药物，湿邪易从寒化。苍术辛苦温，为燥湿健脾之要药，能以其辛温之气味升散宣化水湿，使脾气继续上归于肺，脾健则湿化。因此，治疗湿证常以苍术复脾之升作为方药的主体，通过燥湿来达到祛邪扶正的目的。然在脾虚积湿之同时，肺亦不能独健，必失其下输之功能，通调受阻则湿必停蓄，故配以辛温发汗利尿之麻黄以助肺宣达，促其迅复通调。两药协作，具有升脾宣肺而化湿之功。通过长期观察运用，发现两药用量配伍不同，其作用有异。如两药等量使用，临床常见能发大汗；苍术倍于麻黄则发小汗；苍术3倍于麻黄，常见尿量增多，有利尿之作用；苍术4倍或5倍于麻黄，虽无明显之汗利作用，而湿邪则能自化。

另，寒湿凝闭心包与中风痰浊内阻心窍，同为阴证。前者系淋雨涉水，沐浴饮冷，感受寒湿外邪所致，寒湿凝闭心包之络，属于外感，对心神的损害是间接的；后者乃因素体肥胖，阳气偏衰，或脾胃不足，运化失常，水湿酿生成痰，内阻心窍而成，属于内伤，对心神的损害是直接的，较为深重的。前者初起有恶寒发热，或寒栗拘束，病程较短，较易清醒；后者初起无恶寒发热等表证，脉多沉滑，苏醒后多有偏瘫后遗症。治疗上，前者宜发表使邪假汗而出，可以用麻黄、细辛之类速决；后者不宜发表，专事攻伐，而应重在助阳化气、补脾健运，用涤痰汤等"功效极缓"之类缓图（恽铁樵《金匮翼方选按》）。然而，寒湿凝闭心包，日久阳衰，寒湿聚而为痰，成为痰浊内阻心窍之证，治同后者。

离照不明，阴霾充斥

❧案四八

连某某，男，39 岁，渔民，1963 年 12 月 8 日诊。风雾寒冷，出海捕鱼而感寒湿，头重而痛，憎寒肤冷，身重肢沉，呕吐不食，继则神志昏迷，呼之不应，腹胀浮肿，目合手握，牙关紧闭，面色晦暗，小便少，大便未行，舌体胖大，脉浮迟缓。证属寒湿凝闭心包，离照不明，阴霾充斥上、中、下三焦。治以宣通上焦，暖中温下。方用三姜三桂汤加麻黄、石菖蒲，药用：

| 生姜 15 克 | 干姜 15 克 | 桂枝 15 克 | 炮姜 10 克 |
| 桂子 10 克 | 麻黄 10 克 | 石菖蒲 10 克 | 桂心 5 克 |

水煎，分 2 次温服。

药后汗出微微，神色彰，二便通畅，知饥索食，脉缓。继以原方出入连治数日而安。

【引自】林上卿案。

【按】本案属外感风寒湿邪，凝闭心包，离照不明，阴霾充斥上、中、下三焦。治以宣通上焦，暖中温下。投以三姜三桂汤加减。三姜为生姜、干姜、炮姜，实是一物三用。生姜含有水分，气重于味，辛散之力较强，偏于发表，走而不守；干姜水分全无，气走味存，辛散之力减弱，长于温中回阳，祛在里之寒邪，守而不走，温散多于温补，散结力很强，温补力较弱，擅长疗脐部以上之寒，并能走散达表；炮姜专于摄血，为治中焦虚寒、脾不统血之要药，温补多于温散，温补力较强，并且作用缓和持久，相对散寒结之力稍弱。三桂为桂枝、桂子、桂心。桂枝性轻而走上，桂心性沉而入下，桂子温中、暖胃、散寒。因此，桂枝多用于上感风寒；桂子温中暖胃；桂心性沉而入肝肾，多用于治疗中下焦寒证。诸药配伍，使上焦通达，离照当空，阴霾自散，中焦温运，寒湿自消，下焦温化，阳气自升，从而驱散三焦寒湿之邪。

寒湿凝闭，心阳受伤

❀案四九

连某某，女，35岁，1963年11月12日诊。初感心悸不安，头痛畏冷，医用朱砂安神丸，症无变化。2日后中午，神昏肢厥，寒栗震颤，投清心开窍，心阳戕伤，有厥脱之虞。余急往诊之，六脉细微欲绝，舌质胖大，苔白腻，面色苍白。速投四逆汤以回阳救逆。药用：

附子15克　　干姜15克　　炒远志15克　　炙甘草30克

石菖蒲10克

药后四肢转温，人事稍醒，二便通畅，继以原方连进数剂则安。

【引自】林上卿案。

【按】本案感受寒湿，投以清心开窍之品，戕伤心阳，故现厥脱之症。此时，非大剂辛热不足以驱散阴寒、回阳复脉、挽救危亡。治当回阳救逆，方选四逆汤加减。本方纯由辛热甘温之品组成，为回阳逐寒之峻剂，只宜用于寒厥，中病以手足温和即止。阳气内郁所致之热厥不可误投本方。

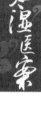

第六章

寒湿闭阻胸阳

寒湿闭阻胸阳，是指寒湿之邪或其衍生物客于胸中，闭阻胸阳，气机凝滞，而引起的以胸闷胸痛为主要表现的症候群。总以温化寒湿，宣通胸阳为治法。

本章收录了 7 个病案，分"寒湿客表，胸阳痹阻""气机凝滞，胸阳困阻""寒饮互结，胸阳内闭"等 3 类，从外感寒湿、气机凝滞、寒饮互结等多个角度，以案说理，分析寒湿闭阻胸阳的辨证论治。

寒湿客表，胸阳痹阻

❀案五〇

陈某某，女，32岁。成都人。初诊1977年11月初。诉1976年8月，妊娠期外感，头疼，身痛，失眠，尤以胸背疼痛、胸中满闷为甚。因怕服药动胎早产，未治疗。产后7日，正值地震，露宿于外，病势加剧。先后到省市数家医院做胸透、心电图、超声波等检查，均无异常，诊为"神经官能症"。现胸部疼痛年余，痞满不舒，呃逆气阻，畏寒头昏，耳如蝉鸣，骨节酸痛，纳差，多梦，行经腹痛，瘀块甚多，舌质偏淡，苔黄滑。此为产前感受外邪，产后血海空虚，又受寒湿侵袭，寒凝气滞，胸阳痹阻，清阳不升，故出现胸痞、头晕、耳鸣、失眠、身痛等症，亦即俗称之"月后寒"。诊断：太阳少阴证胸痹。法宜助阳化气，温经散寒。以桂枝去芍药加麻黄细辛附子汤主之。处方：

桂枝10克　　炮姜30克　　甘草15克　　大枣20克

麻黄10克　　制附片60克（久煎）　　细辛6克

吴茱萸10克

3剂。

二诊，上方服后胸痛减，头晕耳鸣好转，仍觉身痛，经前小腹冷痛。少阴阳虚，风寒湿郁闭未解，原方加减，兼佐活血化瘀之品以调其经血。处方：

桂枝10克　　炮姜30克　　炙甘草12克　　麻黄10克

制附片30克（久煎）　　吴茱萸10克　　血余炭30克

当归10克

嘱此方服至经行即止。

三诊，上方服至 4 剂，月事来潮，经色、经量、疼痛均大有好转，胸痛、头晕、耳鸣、体痛、失眠、纳呆亦明显减轻。原方去炮姜、血余炭、吴茱萸，加茯苓安神渗湿之品。处方：

桂枝 10 克　　生姜 30 克　　炙甘草 12 克　　大枣 20 克

麻黄 10 克　　制附片 30 克（久煎）　　细辛 3 克

茯苓 15 克　　当归 10 克

上方服 10 余剂后，病基本治愈。

1979 年 7 月 20 日追访，近年来身体一直良好。

【引自】范开礼，徐长卿：《范中林六经辨证医案选》，学苑出版社，2007 年，第 74-75 页。

【原按】《金匮要略·水气病脉证并治篇》云："气分，心下坚，大如盘，边如旋杯，水饮所作，桂枝去芍药加麻辛附子汤主之。"本例并无"心下坚，大如盘"之症，又非单纯水气所作，为何移用之？因此证系真阳不足，寒湿之邪乘产后阳虚而逆僭清阳之位，故不必拘泥"坚"与"盘"及水气之轻与重，亦可辨证投以本方，既解太阳之邪，又温少阴之经。阳气升，气化行，寒凝解，胸痹诸症自平。

🏮案五一

谢某某，男，45 岁，宁德人，1983 年 4 月 20 日初诊。膏粱之躯，春雨霏霏，巡海返家，即感身体困重，继则胸闷不适，若绳索束绑，嗜睡而不得寐，脘痞纳呆，头重如裹，恶寒发热，寒多热少。服银翘解毒丸而增便溏，肌内注射庆大霉素等不奏效，病近 1 周，延余诊治。见舌红苔白腻，脉濡按之弦。此实乃寒湿客表，胸阳被蒙，姑投自拟宣化汤。药用：

苍术 18 克　　薤白 9 克　　麻黄 9 克　　杏仁 4.5 克

瓜蒌皮 15 克

2 剂药后，微微汗出，寒热消失，胸稍觉宽。

二诊，守上方减麻黄 3 克，加明党参 12 克。2 剂药后尿多，诸症消失，继以参苓白术散数剂调理善后。

【引自】阮诗玮案。

【按】本案乃寒湿客表，胸阳被蒙，误服辛凉而增便溏，姑投自拟宣化汤轻宣寒湿，宽胸畅气。以苍术、麻黄宣肺散寒化湿；杏仁宣肺化气，气化则寒湿亦化也；瓜蒌皮、薤白宽胸畅气，则使在表之寒湿祛，蒙困之胸阳展，则胸闷等症自消。

✿案五二

吴某某，男，20 岁，福鼎人。燥红之质，甲子年（1984 年）季春廿子时，骤然心痛彻背，胸闷气憋，心烦不寐，身体重痛，转侧不利，肢节肿胀，经脉拘挛，四肢厥冷，手足心微汗，咽喉灼疼，扁桃体充血，口不干渴，皮起疙瘩，恶寒无热，小便黄赤，大便正常，乃因洗衣受寒而起，舌嫩红，苔腻滑薄黄，脉濡。证属寒湿客表，蒙闭胸阳，里热郁结。治以散寒化湿，清心利尿。方取薏苡附子散合苍术麻黄汤加味，药用：

炮附子 12 克　　苍术 12 克　　薏苡仁 24 克　　麻黄 9 克

竹叶 9 克　　通草 9 克　　桔梗 6 克

药后小便稍转清，微汗出，疼痛减轻，继进 1 剂而愈。

【引自】阮诗玮案。

【按】本案乃寒湿客表，蒙闭胸阳，里热郁结，方取薏苡附子散合苍术麻黄汤加味。薏苡附子散出自《金匮要略·胸痹心痛短气病脉证治第九》，曰："胸痹缓急者，薏苡附子散主之。"附子辛甘大热有毒，入心、脾、肾经，具有温通心阳，温养气血，助阳固表，温阳除湿之效。《神农本草经》记载：薏苡仁味甘微寒，利水渗湿，健脾除痹，久服轻身益气。薏苡仁与附子性味相反，可制约附子燥热之性，两药相伍，共奏温阳散寒除湿、补肾健脾之功，使阳气通畅，寒湿自去。方中以苍术复脾之升，通过燥湿来达到祛邪扶正之功，配以辛温发汗利尿之麻黄以助肺宣达，促其迅复通调，两药协作，升脾宣肺而化湿；竹叶、通草清心利尿。诸药合用，散寒化湿、清心利尿，则诸症自除。

气机凝滞，胸阳困阻

❀案五三

何某某，男，34岁。咳嗽已5年，经中西医久治未愈。西医拟诊为支气管炎，屡用棕色合剂、青霉素等药。中医认为"久嗽"，常用半夏露、麦金杏仁糖浆等，皆不效。细询咳虽久而并不剧，痰亦不多，其主要症状为入夜胸中似有气上冲至咽喉，呼呼作声，短气，胃脘胸胁及背部均隐隐作痛，畏寒，纳减，脉迟而细，苔薄白。颇似《金匮》胸痹胸中气塞短气证，乃以橘枳生姜汤加味治之，处方：

橘皮4钱　　麸枳实3钱　　生姜5钱　　姜半夏4钱

茯苓4钱

二诊，服药3剂后，诸症消退，胁背部痛亦止，唯胃脘尚有隐痛，再拟原方出入。处方：

橘皮4钱　　麸枳实3钱　　生姜4钱　　桂枝2钱

陈薤白3钱　　全瓜蒌4钱

三诊，5 年宿疾基本痊愈，痛亦缓解，再拟上方去薤、蒌、桂枝，加半夏、茯苓、甘草以善其后。

【引自】姚国鑫，蒋钝儒：《橘枳生姜汤治疗胸痹的体会》，《中医杂志》1964 年第 6 期，第 22 页。

【原按】此证重点，不在咳嗽而在胸中气塞短气，夜间有气上冲咽喉，以及胃脘、胸胁、背部之隐痛，实胸痹证之缓者。橘枳生姜汤有辛温通达之力，并有下气之功。加茯苓、半夏、桂枝、薤白、瓜蒌、甘草等以化痰、逐饮、温胃之品，肺胃并治，遂获良效。须注意者，橘皮必须重用，是用方之意也。

【延按】本案运用橘枳生姜汤治疗痰饮阻胃、胸闷气塞之胸痹，获得良效。《金匮要略·胸痹心痛短气病脉证治第九》第六条曰："胸痹，胸中气塞，短气，茯苓杏仁甘草汤主之，橘枳姜汤亦主之。"胸痹是以胸痛症状为主的疾病，可伴有短气。本条文突出了"气塞、短气"，因此气塞、短气是更为显著的症状。案中对症状、脉舌等叙述较详，因是痰、饮、气滞等多重因素杂合致病，因此案中第一诊处方为本方合小半夏加茯苓汤，重在痰饮；二诊处方为本方合瓜蒌薤白桂枝汤，治痰饮兼宣胸阳；三诊处方为本方去蒌、薤、桂枝，加茯苓、半夏、甘草，仍从治疗痰饮着眼。（戴佛延：《古方医案选编》中、下集：成都中医学院，1980 年，第 80-81 页）

🏵案五四

苏某某，女，36 岁，1964 年 4 月 29 日初诊。发病已 6 年。1958 年因心前区阵发性剧烈绞痛住莫斯科医院检查，诊为心绞痛，经治疗未效。1959 年回国后渐觉腰部绞痛继起，向下放射，尿液检查有红细胞，肾盂造影未发现结石。1962年初即住某医院，渐致不能起床。1963年初右胁下绞痛，化验检查丙氨酸氨基转移酶（旧称"谷丙转氨酶"）每升400单位，并经各种检查确认为：①心绞痛；②慢性胆道炎、胆绞痛；③慢性肾盂肾炎、肾绞痛。其症心前区阵发性绞痛，发作频繁，每日5～7次，胸痛彻背，牵引肩背及上腹掣痛，胸感发憋气短，指甲发青，略有咳嗽。疼剧时有大汗出，据述，前不久汗出浸湿之内衣拧出半盆汗液，约2000毫升。右胁下绞痛及肾绞痛亦经常伴随而作，或单行发作性疼痛。有时恶心，口苦，大便偏干燥，睡眠亦差，形体尚胖，面色苍白，腹不满，卧床不能下地活动已年余。经用各种方法治疗均未见效，病情反日渐加剧而于1964年4月29日请蒲老会诊。脉象寸尺沉弱，右关动数，左关弦细，舌质略淡，后根苔薄秽腻，月经尚不大差。据病程已久，肝胃失调，心脾不和，阳气不宣，宗气阻滞，以致胸痹绞痛走窜，属胸痹。先宜通阳宣闭，降逆和中。处方：

全瓜蒌（打）6钱　　薤白3钱　　炒枳实1钱　　法半夏2钱

柴胡1钱　　降香1钱

3剂，每剂煎2次，共取160毫升，分2次温服。

二诊，1964年5月11日，药后心绞痛次数减少，大发作仅2次，一般发于饭后，疼痛程度减轻，服药当天很少发，停药则发作尚频，胆绞痛发作1次，饮食稍增，大便每日1次，脉象寸尺沉细，右关弦缓，左关弦细，舌正红，苔秽腻略减。续宜理心气，和胆胃。处方：

茯苓3钱　　法半夏2钱　　广陈皮1钱　　枳实8分

竹茹1钱　　九节菖蒲1钱　　远志1钱　　炒白芥子1.5钱

高良姜1钱　　川楝子（炮焦）2枚　　麦芽2钱

3剂，隔日1剂。

三诊，1964年5月19日，服药后心绞痛很少发作，吃油腻物或喝牛奶后尚易诱发，右胁下疼痛阵发如前，伴有恶心，上肢及下肢经常起紫斑，大便已不干，精神更见好转，脉象左脉渐缓和，右沉细涩，舌正红，腻苔再减。续宜原方佐以行滞和络之品。处方：

茯苓3钱　　法半夏2钱　　广陈皮1钱　　炒枳实8分

九节菖蒲1钱　　炒远志1钱　　炒白芥子1.5钱

川楝子（炮焦）2钱　　川芎8分　　桃仁1钱

血竭5分　　琥珀5分　　焦山楂1.5钱　　麦芽2钱

3剂。

四诊，紫斑消退，心绞痛未犯，仍宗原方再服3剂。

五诊，1964年6月22日，精神更见好转，能下床活动（如散步等）。前天进行肝穿刺，病理变化属迁延性肝炎，现觉胃不舒，泛酸嘈杂，口酸，呕吐1次，大小便正常，出汗较少。脉象两寸尺沉细，右关沉弱，左关弦细涩，舌质正常，无苔。由肝胃不调，心气未和。治宜调肝胃，降逆气佐以养血。处方：

党参1.5钱　　茯神2钱　　炒小麦3钱　　当归2钱

白芍2钱　　熟地黄2钱　　炮狗脊1钱　　法半夏1.5钱

代赭石3钱　　干姜4分　　黄连5分　　琥珀5分

沉香3分

第一煎煎1小时，取150毫升，分3次服。

再诊，1964年9月3日，出院已1个多月，住北戴河休养，心绞痛仅犯过3次，每次疼痛时间较短，疼痛程度亦轻，但仍彻背和向右手臂放射，伴有憋闷感，走路气短头晕，不发时已能稍微活动和散步。右胁下绞痛比较稳定未发，有时腹胀及胃脘疼痛，心态依然很悲观，时时欲哭，睡眠不好，脉象沉细微弦涩，舌质正中心微有秽苔。脏腑失调，五气不和已久，但病情逐渐好转，宜续调肝胆、滋心脾。处方：

炙甘草1.5钱　　杭白芍3钱　　炒小麦4钱　　大枣（劈）4枚

茯苓3钱　　酸枣仁3钱　　香橼皮1钱　　高良姜1钱

焦山楂 2 钱　　麦芽 2 钱　　琥珀 5 分

冲服，7 剂，隔日 1 剂。

又诊，1964 年 10 月 23 日，上方随症加减 3 次，症情趋向稳定，心绞痛很少发，饮食亦好转，唯少腹有时发凉，脉沉细，舌正无苔。续宜强心气、养肝脾以资巩固。处方：

黄芪 2 钱　　　党参 1 钱　　　白术 1 钱　　　茯苓 2 钱

炙甘草 1 钱　　当归 1.5 钱　　白芍 1 钱　　　熟地黄 2 钱

五味子 8 分　　炒远志 1 钱　　陈皮 7 分　　　肉桂（后下）2 分

7 剂。

慢火浓煎 2 次，共取 300 毫升，加蜜 1 匙，分 2 天 4 次服。最后改用丸剂，朝服养荣丸 1 丸，晚服左归丸 1 丸。至 11 月底症情更为好转，食欲增加，精神大振，睡眠亦佳，体力增强，活动已不气短，诸痛皆平稳，脉缓有力，舌正无苔。欲回新疆工作，遂嘱续服养荣丸每日 1 丸，以善其后。

【引自】中国中医研究院：《蒲辅周医案》，人民卫生出版社，2005 年，第 13-17 页。

【原按】本例现代医学确诊疾病有：①心绞痛；②慢性胆道炎、胆绞痛；③迁延性肝炎；④慢性肾盂肾炎、肾绞痛。长期住院卧床，病情极为复杂。蒲老根据中医审证求因，不外是六淫之邪由表入里，未能及时透邪外出，以致附着脏腑，或内伤七情以致机体功能紊乱，或两者相合为病。今患者病程已 6 年，脉寸尺沉弱，体质已虚，而见症皆实，如胸痛彻背，背痛彻心，胸感憋闷，指甲发青，恶心，大便干，右关动数，左关弦细，知其气机闭塞，胸中阳气不宣，急则治标，遂以瓜蒌薤白半夏汤加柴胡、枳实、降香通阳宣闭，调和肝胃。服后疼痛次数及程度皆大减，但停药则发作仍频且甚，右关由动数转弦缓，此胸中阳气渐通，气机初启，而心气不足，胆胃未和，故易十味温胆汤加减益心气，和胆胃，再加高良姜温阳散寒，川楝子降逆清胆，麦芽和胃疏肝。又因上、下肢有紫斑，加川芎、桃仁、血竭行瘀和络。至五诊精神好转，已能下床活动，但其胃尚不舒，泛酸嘈杂或呕吐，改用法半夏、干姜、黄连、代赭石、沉香调肝胃，降逆气；用党参、茯苓、小麦、当归、白芍、熟地黄益心气，养肝血。患者病情进一步稳定而出院休养。然而仍见心态悲观，时时欲哭，睡眠欠佳，故用芍药甘草汤合甘麦大枣汤加味，滋补心肝，健脾和胃。终则改服人参养荣丸，后加服左归丸，心、肾、肝、脾并调，补其不足以资巩固，从而精神、睡眠皆佳，饮食、二便正常，而回新疆工作。

寒饮互结，胸阳内闭

❀ 案五五

施某某，男，福鼎人。盛夏酷热，暑气内迫，遍体大汗淋漓而贪凉饮取快，大汗全收，旋觉胸脘痞胀，食入哽噎，勉强进食辄痞胀更甚，面色㿠白，肢体清冷，厚衣被而不温，屡治无效，遂遣人求治于余。诊其脉率迟，参合症因，拟为寒湿水饮互结，痹阻胸脘阳气。处方：

吴茱萸 500 克

冷水浸 2 小时，取汁 1 碗，1 次服尽。施妻持方购药，药师曰："吴茱萸大辛大热之品，500 克 1 次服尽，恐性命难保，无奈苏活仙之方，不得不售，然后果概不负责。"病家畏惧，求签于巫神，意谓药不可服。余见病家无定，患者辗转床上，刻不容缓，遂取药汁 1 碗，令其服尽，药后猝然心烦，继则昏厥，举家慌乱，责余误人。余以婉言安慰，曰："一时后必复生。"果应，历一时许，病者大呼数声，吐出凉饮与药汁，随即苏醒，众人无不称奇。

【引自】阮诗玮：《寒湿论治》，福建科学技术出版社，2008 年，第 88 页。

【按】本案寒湿水饮互结，胸脘阳气内闭，理当热药温散，始可奏效。苏老遵《内经》"甚者从之""寒因寒用"之旨，热药冷服，复杯而愈，实为高手。处方用大量吴茱萸，冷水浸而煎，取其药重味轻，走于上焦，开发阳气，不欲入中、下焦；热药冷服，使同性相求，药达病所。热药引阳气与冷饮相搏击，故通体皆厥，继而阳气发越，冷饮因势利导而出，是止呕药反为催吐之用。此证类寒湿结胸，而不用三物白散、瓜蒂散，恐巴豆猛烈，药过病所，瓜蒂效促短暂，焉能胜任也。

❀案五六

郑某某，男，浙江籍，年近半百。患者饮病年余，误服参、茸，猝然面赤、气喘、胸塞，目泣自出，周身瞤动震颤，急邀余诊。切其脉滑，苔浊，拟三生饮加减为治。处方：

生川乌 15 克　　生附子 15 克　　生胆南星 15 克　　瓜蒂 15 枚

前 3 味先水煎 2 小时，纳入瓜蒂，刻许取服，药后不久，患者不省人事，其妻见状，怒骂庸医误人，意欲逐打，余避之。后邀医林某至，查阅药方，询问病情，知药中病，竭力安抚家属。少顷，患者吐出痰涎 2 盂，神智苏醒，厥痰尽瘳。病家求林赐方，林曰："此苏活仙之功，余何敢窃为己有？今标症已治，本病未已，须邀苏续诊，非彼不能救也！"于是急遣家人延余，并以千金酬谢。余不受，与林议药收工。

【引自】阮诗玮：《寒湿论治》，福建科学技术出版社，2008 年，第 89 页。

【按】本案系内伤寒湿痰饮，误用补剂，胶滞胸中，故用三生饮大辛大热，驱除寒湿痰饮。去木香加瓜蒂者，以木香降气下利，抑制阳气升发，瓜蒂能涌吐胸中痰涎，邪在上者，因而越之，因势利导，阳气畅以升发也。

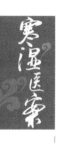

第七章

心病寒湿

心病寒湿，是指寒湿之邪侵入心经，损伤心阳，酿生痰饮，或阳气素虚，寒湿痰饮内生，干扰心窍，影响心神，出现心悸胸闷、刺痛以及闭症、狂症等一系列临床表现的症候群。治疗总体以辛甘助阳为要，兼化痰饮。

本章收录了6个病案，分"寒湿招引，饮逆扰心""寒湿伤阳，痰迷心窍""寒湿侵袭，胸阳痹阻""寒湿酿痰，填塞心窍""寒湿凝滞，心血瘀阻""寒湿伤阳，心气暴脱"等6类，从外感寒湿，内生水饮上凌心肺，或伤阳生痰，痰迷心窍，或寒湿日久，痹阻心脉，或痰邪内陷，或心血瘀阻，或心气暴脱等角度，分析了心病寒湿的辨证论治。

寒湿招引，饮逆扰心

❀案五七

黄某某，男，32岁，农民，1976年3月18日诊。3日前务农田野，浓雾笼罩，忽然畏冷寒栗，随即心悸难安。延医以苓桂术甘汤、炙甘草汤等治疗无效，遂延余会诊。症见心悸动难安，急性病容，形寒怕冷，胸闷不安，意欲呕吐而不能吐，纳呆，头晕，目喜闭不开，四肢沉重倦怠，气喘而急，不得平卧，大便3日未行，小便短少，舌质略胖，苔白浊，脉浮紧。证属寒湿水饮相招，上凌心肺。当散寒化湿，通阳蠲饮。半夏麻黄丸化汤治之。药用：

半夏30克　　　麻黄15克　　　蜂蜜15克

先煎麻黄数沸，去上沫，纳入半夏、蜂蜜煎数沸去渣，分温2服。以丸化汤，效力猛，加蜂蜜意在丸剂缓图，不可过速，过速则寒湿不去，适得其反。

二诊，2剂后吐出水饮碗许，全身似有微汗，大便已下1次而通畅，小便清长，诸症略减，知药已中肯，减麻黄8克，再加入蜂蜜15克，连服1周，诸恙悉瘳。

【引自】 林上卿案。

【按】 本案感受寒湿，内生水饮，上凌心肺。治宜散寒化湿，通阳蠲饮。选用半夏麻黄丸化汤通阳化饮。方中麻黄通太阳以泄水气，半夏蠲饮消水，二味相配，共奏通阳化饮之功。阳通饮化，则心悸自已。以丸化汤，药力速猛，加蜂蜜意在缓图，缓释效力，作用持久。另痰饮心悸的病机为阳虚不能化气行水，水气凌心，以虚为主，故用桂枝助心火，散寒邪以敌水也；茯苓健脾利湿，从脾利水以渗入膀胱。半夏麻黄丸所治的心悸，与此不同，系因太阳腑气不利，水气停积，上凌于心，饮盛而阳郁的病变，相对偏实。临床上常兼有喘、呕等肺气郁闭、胃失和降的表现。因此，用半夏降胃气，从胃降水以抑其冲气，冲降则水随而降；麻黄通太阳以泄水也。

寒湿伤阳，痰迷心窍

🌸 案五八

李某某，女，42岁，家妇，1974年4月3日诊。昨日外出，见死尸而受惊，遭雨淋而邪侵，急奔返家，气喘不定，喉间痰声，与丈夫说"心悸恐惧"。入夜而幻听幻觉，言语失常，寒栗而振，继而昏迷，急邀余会诊。见面色潮红，人事不省，僵直如尸，身热不灼手，目开手展，气喘痰鸣，舌胖少苔，脉浮大按之无力。乃受惊心虚，寒湿痰饮内陷，速蒙心窍，急投桂枝去芍药加蜀漆牡蛎龙骨救逆汤，助阳而散寒湿，涤痰而开心窍，镇静而安心神。药用：

| 桂枝10克 | 生姜10克 | 蜀漆10克 | 龙骨10克 |
| 牡蛎15克 | 甘草6克 | 大枣12枚 | |

先煎蜀漆数沸后，纳诸药，煎数沸，去渣，分温3次服。

二诊，4月4日。药后汗微微，面色潮红大减，余症如故，步上方再进1剂。

三诊，4月5日。药后人事稍醒，不胡言乱语，视物有神，身热退，脉和缓，知病将解，遣用上方数剂而愈。

【引自】林上卿案。

【按】《尚论篇》曰："桂枝汤，阳药也。"然必去芍药之阴重，始得疾趋以达阳位。既达阳位矣，其神之惊狂者，漫难安定，更加蜀漆为之主统，则神可赖之以攸宁矣。缘蜀漆之性最急，丹溪谓其能飞补是也。更加龙骨、牡蛎有形之骨属，为之舟楫，以载神而反其宅，亦于重以镇怯、涩以固脱之外，行其妙用。本案惊恐在先，再感寒湿，心阳气虚，痰饮内陷，蒙蔽心窍，故见幻听幻觉，言语失常，寒栗，昏迷，气喘痰鸣，舌胖少苔，脉浮大按之无力。治宜助阳开窍，散寒解表，祛湿涤痰。方选桂枝去芍药加蜀漆牡蛎龙骨救逆汤。桂枝汤去阴柔敛阳之白芍以助心阳而散寒湿；蜀漆涤痰逐邪以止惊狂；龙骨、牡蛎镇惊安神，则心阳回复，痰速消除，神明自定。另，心病寒湿与寒湿凝闭心包均有心神失常的表现。但病位前者较深，后者较浅；病机上一者虚实夹杂，一者多实；神昏一浅暂，一深沉。故治疗前者重在温热助阳，发散宜慎；后者重在发散邪气，通阳表汗。预后前者欠佳，后者一般易趋康复，少有后遗症。必须指出，寒湿凝闭心包，日久伤阳，或误投凉泻，攻伐太过，阳气耗损，也可酿痰内陷，填塞心窍，成心病寒湿之证。

寒湿侵袭，胸阳痹阻

❀案五九

廖某某，男，40岁，四川人。10年前，常患扁桃体炎，经抗生素类治疗后，症状基本控制，但常伴有四肢关节疼痛，受凉后即加重。1966年11月患急性风湿热，急入四川省某医院，当即下病危通知。经40余日住院治疗，有所好转，并确诊为"风湿性心脏病"出院。1967年1月，低热，心悸，气短，心律不齐，呼吸困难，食欲不振，四肢无力，某医学院附院初诊为"亚急性心内膜炎"，后住院会诊，确诊为"风湿性心脏病联合瓣膜损害"，经治疗脱险出院，医嘱全休。又转入四川省某疗养院休养治疗约1年。1968年9月，转来求诊。初诊，1968年9月4日，心悸气短，动则喘息，晚间发作较重，恶寒，头昏，神靡，四肢关节疼痛，面部及下肢浮肿，小便清长，大便稀薄。面色晦暗，两颧微紫，舌质淡，胖嫩，边缘齿痕明显，苔淡黄，根腻而紧，脉沉细，间有结代。此为少阴证心痹，兼有太阳表邪。以麻黄附子细辛汤加味温经散寒、开痹通脉为治。处方：

麻黄4克　　制附片60克（久煎）　　细辛3克　　桂枝10克

干姜30克　　生姜120克　　甘草30克

患者常易外感，风寒湿邪入侵，反复缠绵不解，郁久日深，搏于血脉，内舍于心，渐使心脉痹阻，营血运行不畅，故现心悸气短诸症，此所谓"心痹者，脉不通也"。初诊观之恶寒、头昏、体痛，参之舌润而苔淡黄，表明兼有太阳伤寒外邪；患者又现神靡，心悸，动则气喘，小便清长，大便稀薄，脉沉细，间有结代，显属少阴寒化，阳衰阴盛，心肾俱伤之重证。

综上病情，应为少阴兼太阳表证，亦即某些医家所称之少阴与太阳两感，或两经兼病。此例特点在于少阴病已非始得，心阳虚衰尤甚，寒化之证已深，但又未离太阳。故治宜表里兼顾，救里为主。重用附子配细辛，专温少阴之经；加干姜配附子，增强益火消阴、通心助阳、去脏腑沉寒之力；再加生姜，既能温中，又长于发散，配麻黄、附子以增温散兼施之效；用桂枝者，取其和营、通阳、利水、下气、行瘀、补中之功；重用甘草者，令诸药缓行，安中以驱邪之意也。

郑钦安[1]云："按麻黄附子细辛汤一方，乃交阴阳之方，亦温经散寒

---

[1]郑钦安，名寿全，字钦安。四川邛崃人。清末医家。清同治年间，在成都开创了"火神派"，《邛崃县志》称其为"火神派首领"，以重视阳气，善用附子、干姜等辛热药著称，人誉"郑火神""姜附先生"，誉满川蜀。

之方也。夫附子辛热，能助太阳之阳，而内交于少阴；麻黄苦温，细辛辛温，能启少阴之精，而外交于太阳。仲景取微发汗以散邪，实交阴阳也。阴阳相交，邪自立解。"

二诊，9月6日。心悸、气短、头昏、肢痛等略有好转，但面浮肢肿、食欲不振、舌苔厚腻仍较明显。脾运失化，水饮内停，亦可上犯凌心。正如《伤寒明理论》云："其停饮者，由水停心下，心主火而恶水，水既内停，心自不安，则为心悸。"故此证于扶阳驱阴同时，还须健脾化湿、培土宁心为治，以小半夏汤加减，并自制针砂散续服。

处方一：

云茯苓18克　　法半夏18克　　甘草6克

处方二：针砂散

针砂、硼砂、绿矾、白矾、神曲、麦芽、木通、广木香、甘草各10克。

共研细末。每日晨用米汤冲服3克，连服1周。服后，大便解出乌暗秽物为佳。

三诊，9月18日。服药后，大便解出不少秽物，面浮肢肿略减，食量稍增，苔腻亦渐退，余症同前。心阳亏虚，仍须从先后二天培根固本，以四逆、理中加减合而用之。处方：

制附片60克（久煎）　　干姜30克　　炙甘草30克

白术12克　　　茯苓30克　　桂枝10克　　生姜60克

4剂。

四诊，9月23日。心悸气短、纳差乏力、浮肿诸症进一步减轻，原方再服5剂。

五诊，9月25日。病情稳步好转，但活动后仍觉心悸气短，尚感头昏肢痛。此乃寒湿凝聚，心脉痹阻，积久病深，加之水饮内停难化，积于胃脘，溢于肌肤，上扰于心所致。再投麻黄附子细辛汤，重用附子，倍加干姜、桂枝，以增强壮阳逐阴、除痹化湿之力。处方：

麻黄 10 克　　制附片 120 克（久煎）　细辛 6 克　　干姜 120 克

桂枝 30 克　　生姜 240 克

2 剂。

六诊，9 月 29 日。服后，吐出大量黏液泫涎，约时许，即觉身心轻松舒畅，其后心悸心累、气短、浮肿、肢痛等症显著减轻，再进大剂四逆汤，以巩固疗效。处方：

制附片 240 克（久煎）　　　干姜 120 克　　　炙甘草 120 克

2 剂。

心脏功能明显改善，脉结代消失，遂改为间断服药。以四逆、理中加减，姜、附减至 30 ～ 60 克，续服数月，嘱其注意调养。

【引自】范开礼，徐长卿：《范中林六经辨证医案选》，学苑出版社，2007 年，第 107-110 页。

【原按】关于附子，国内外有不少报道，认为是较好之强心剂，有"增快心率，增强心音及心杂音，使舒张压下降、全身及面部发热等效应，与异丙肾上腺素对照作用十分相似"（《中医药研究参考》1979 年第 1 期），还认为附子"有中枢性强心作用、末梢性强心作用和氯仿不溶性物质的强心作用 3 种。前两者是乌头碱系生物碱所引起的强心作用，后者是矢数氏发现的强心物质的药效。这些在心脏衰弱的情况下特别有效，但对热实证患者则易引起中毒"（《东洋医学会志》1975 年第 1 期）。本案如此严重之风心病，附子加至 240 克，这种来自实践的经验，的确值得以现代科学手段进一步研究。

寒湿酿痰，填塞心窍

案六〇

李某某，女，32岁，家妇，1977年8月3日初诊。食冷腻滞，突然连叫数声，随即昏迷。某医院拟"病毒脑"而予相应处理。时逾1周，昏迷逐渐加深，故延余会诊。症见面色潮红，身热（体温38～39.5℃），无汗，血压152/90毫米汞柱，目闭口合，二手固握，二脚挛急，大便秘结，小便短少，舌卷缩，喉间有痰声，舌质淡红，苔厚浊，脉象沉滑紧。证属寒湿酿痰，填塞心窍。治以温阳涤痰，开闭醒神。方用涤痰汤加附子送服苏合香丸。药用：

| 附子15克 | 胆南星15克 | 竹茹15克 | 茯苓15克 |
| 枳壳10克 | 半夏10克 | 陈皮6克 | 甘草6克 |

水煎，分3次送服苏合香丸2粒。

二诊，8月5日。2剂后咳出痰涎碗许，余症如故，脉仍滑紧。知药虽中病，但闭证开窍之药力不够，随加细辛、皂角刺各10克，再2剂。

三诊，8月7日。药后喷嚏，涕泪俱出，又吐痰涎1碗，人事苏醒，继以原方出入，匝月而愈。

【引自】林上卿案。

【按】本案因寒湿之邪，损伤心阳，津液凝滞，酝酿成痰，乘虚内陷，填塞心窍，故见面色潮红，身热，无汗，目闭口合，二手固握，二脚挛急，大便秘结，小便短少，舌卷缩，喉间有痰声，舌质淡红，苔厚浊，脉象沉滑紧。治宜温阳涤痰，开闭醒神。方选涤痰汤加附子送服苏合香丸。方以附子温心阳益心气，而能托痰外出；胆南星豁痰开窍；二陈汤理

寒湿医案

脾而杜绝生痰之源；竹茹透络化痰；枳实降气和中；苏合香丸温通开窍，行气化浊。二诊再加细辛、皂角刺加强化痰开窍之功。

寒湿凝滞，心血瘀阻

❀ 案六一

梁某某，男，52 岁，1977 年 6 月 8 日初诊。患冠心病已数年，每逢发作用硝酸甘油含服，能够缓解，如不及时含服，则气寒胸痛欲绝。于 2 日前心胸痛胀闷发作难堪，急诊于余。症见面色暗紫，唇甲俱青，心前区胀闷痛欲绝，气息奄奄，言语不能出声，全身麻痹，精神困顿，四肢厥冷，不大便，小便短少，舌质胖大，苔厚腻白，脉细涩。证属寒湿瘀血，两阻心阳。治以温通寒湿，活血行瘀。药用：

桂枝 10 克	瓜蒌 10 克	薤白 10 克	赤芍 10 克
红参 10 克	丹参 15 克	桃仁 5 克	红花 3 克
白酒 1 匙			

二诊，6 月 9 日。诸症缓解，继以原方出入，连服半年巩固疗效，随访近 10 年并无发作。

【引自】林上卿案。

【按】本案属寒湿瘀血，两阻心阳，故见心胸痛胀闷，面色暗紫，唇甲俱青，心前区胀闷痛欲绝，气息奄奄，言语不能出声，全身麻痹，精神困顿，四肢厥冷，不大便，小便短少，舌质胖大，苔厚腻白，脉细涩。治宜温通散寒，活血行瘀。方选瓜蒌薤白白酒汤加减。瓜蒌、薤白、白酒通阳散结，行气祛痰凝。瓜蒌甘寒开胸散结；薤白温通滑利，通阳散结，行气止痛；白酒上行升散，加强药力。本方加桂枝通阳化气散寒；加赤芍、丹参、桃仁、红花之品活血祛瘀；加红参益气，以防心气暴脱，并助推血行，且可温中健脾，运化痰湿。

寒湿伤阳，心气暴脱

案六二

黄某某，男，62岁，农民，1979年5月10日初诊。素来体虚，时作晕眩，近因农忙季节，辛勤劳动，受尽风霜寒雾露，头晕目眩，恶风畏寒，厚其衣被而不温，四肢沉重，纳呆便溏，小便频数而长。2日后猝然跌倒，大汗淋漓，急诊于某卫生院。查体：体温36.5～36.7℃，脉搏每分钟45次，呼吸每分钟24次，血压66/40毫米汞柱，心音低钝。基层西医束手无策，急邀余诊。症见大汗淋漓而不止，口开目瞑，手撒无力，身倦而重，气促而喘，神志清楚，精神倦怠，身无热，小便清长，大便溏薄，舌质红，苔白腻，脉象细弱。乃寒湿伤阳，心气暴脱，非大剂参附汤无以固气回阳救脱。药用：

红参30克　　　附子30克

先煎附子2小时，红参炖，调匀去渣温服。

二诊，5月11日。精神清爽，大汗已收，余症同前，继步原方再进1剂。

三诊，5月12日。诸症好转，辰下气喘，恶寒，舌苔厚腻，脉和缓，纳可，知心阳大势已复，但寒湿之邪未罢，继以真武汤加减，数日而安。

【引自】林上卿案。

【按】本案为寒湿损阳，阳气大亏，心气暴脱之证。治宜回阳救逆，益气固脱。方选参附汤。其中红参甘温力宏，大补元气；附子温壮元阳。两药配合，大温大补，上助心阳，下壮肾阳，中补脾阳，使元气得补，元阳得壮，用于阳气暴脱之证。《删补名医方论》曰："补后天之气，无如人参；补先天之气，无如附子。此参附汤之所由立也，……二药相须，用之得当，则能瞬息化气于乌有之乡，顷刻生阳于命门之内，方之最神捷者也。"

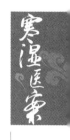

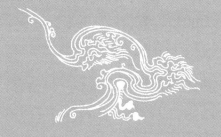

第八章

脾胃寒湿

脾胃寒湿，是指寒湿之邪侵袭中焦，引起脾胃、大肠升降无权，运化失常，或中阳虚弱，水湿不化，寒湿内生而表现出的一系列症候群，如腹痛腹泻、纳呆痞满、恶心呕吐、黄疸、便血等。治疗原则主要包括温补与疏逐2个方面。

本章收录了26个病案，分"中土衰惫，肝木乘侮""脾阳不振，水邪泛滥""脾虚寒湿，阻滞经络""邪阻脾窍，清阳不振""寒湿秽浊，郁闭中焦""脾虚寒湿，血不统摄""脾胃阳衰，中气不转""寒湿久困，脾气不醒""寒湿壅土，肝胆不利"等9类，全面阐释了脾胃寒湿可能出现的临床表现以及对应的辨证论治方法。

中土衰惫，肝木乘侮

✿案六三

陈某某，男，14 岁，周宁人，1982 年 8 月 18 日诊。3 个月前腹痛泄泻，食欲不振，继而全身发黄。肝功能检查：丙氨酸氨基转移酶（ALT）每升 60 单位，麝香草酚浊度试验（简称"麝浊"）9 单位，麝香草酚絮状试验（简称"麝絮"）（++）、硫酸锌浊度试验（简称"锌浊"）20 单位，乙型肝炎表面抗原试验（HAA）（-）。诊为黄疸性肝炎。投以大量茵陈蒿汤至今，肝功能不仅未见好转，反而麝絮（+++），麝浊 12 单位，锌浊 18 单位，ALT 每升 76 单位，且神倦懒言，肢体疲困，面色苍黄毫无血色，大便溏薄，小便淡黄量多，日形消瘦，暑假闻余返乡，速遣人求治。见其眼睑无血色，舌淡胖齿痕，苔灰滑腻，脉迟缓。证属中土衰惫，肝木乘侮，苟非茵陈蒿汤之攻伐更败其土而能治。姑投附子理中汤培土御木为宜。药用：

附子 6 克　　干姜 9 克　　人参 12 克　　白术 12 克

甘草 4.5 克　　茵陈 15 克

3 剂后精神好转，能起床活动，说话有力，乃药中病机，步原方服半月，诸症尽消，肝功能正常，已能上学，适当增加营养，恢复体力。

【引自】阮诗玮案。

【按】《伤寒论·辨阳明病脉证并治》曰："伤寒七八日，身黄如橘子色，小便不利，腹微满者，茵陈蒿汤主之。"今医多不辨证，见西医黄疸性肝炎病名，即投茵陈蒿汤，以致苦寒败坏中土。本案属中土衰惫，肝木乘侮，肝木犯土之证。投茵陈蒿汤实南辕北辙，姑投以附子理中汤温阳祛寒、益气健脾、培土御木。方为理中丸加附子茵陈而成，含茵陈四逆汤之意，姜、附相配温阳散寒之力最强，用于脾胃阳虚、阴寒内盛者，药中病机，故剂尽症消。

🍂 案六四

王孟英医案：壬辰夏，姐丈李华甫家，多人患疫，余以一清解法治之，独其孀居不室之老姐患呕吐，下利而舌黑如煤，人皆以为同时之疫。予诊之，体丰脉弱，畏寒不渴，显系寒湿为病，遂予附子理中汤，数帖而愈。

熟附片 6 克（先煎 1 小时）　　党参 12 克　　干姜 9 克

白术 12 克　　炙甘草 6 克

【引自】熊寥笙：《熊寥笙伤寒名案选新注》，人民军医出版社，2008 年，第 104 页。

【按】《伤寒论·辨霍乱病脉证并治》曰："霍乱，头痛发热，身疼痛，热多欲饮水者，五苓散主之；寒多不用水者，理中丸主之。"本案患者呕吐下利，定是霍乱无疑。但与他人不同，不宜以清解之法。盖患者舌黑，畏寒不渴，脉弱，当是寒湿为病、中焦虚寒的霍乱，故投以附子理中汤。党参、甘草补中益气，干姜温中散寒，白术健脾胜湿，附子大辛大热，补火助阳，病得以愈。

🍂 案六五

于某某，男，41 岁，北京人。全身浮肿 10 年，近一年加重。出国工作期间，曾患疟疾，服奎宁半年而愈。回国后，1969 年到西南山区，在潮润闷热之坑道内工作一年多。逐渐感到全身乏力，肢体沉重，食

中土衰惫，肝木乘侮

欲减退，面与下肢开始浮肿。1978年初，病情发展，上肢麻木不能写字，下肢关节冷痛，全身浮肿明显加重，口干，欲大量热饮，小便短少，时而点滴难下，体重由140斤增至174斤。北京某医院诊为"前列腺炎"，但水肿原因始终未查明。1978年8月4日初诊，因一周前参加夏收后，浮肿加剧，面部与四肢尤甚，按之凹陷，神疲，纳呆，腹满，喜热饮，腰痛，阳痿，小便短少，面暗黑无华，舌淡，苔白滑腻。此为太阴脾虚湿郁所致，初因湿热内困，后伤及脾阳，故水液内停，而太阴之伤，又累及足少阴肾。法宜温肾健脾，燥湿利水，以理中汤加减主之。处方：

制附片30克（久煎）　　白术15克　　　干姜15克

炙甘草12克　　　茯苓12克　　　上肉桂6克（冲服）

二诊，8月18日。上方服10剂，浮肿减轻，头昏、乏力好转。原方再服20剂。

三诊，9月18日。全身浮肿消退大半，纳增，小便较前通畅。上方加桂枝10克、生姜皮60克，以增化气行水之力。续服15剂。

四诊，10月8日。浮肿基本消退，诸症均明显好转。为巩固疗效，以理中丸加味缓缓服之。处方：

党参30克　　炒白术60克　　　干姜60克　　　炙甘草30克

制附片120克　　茯苓60克　　　上肉桂10克

10剂。共为细末，水打为丸。日服2次，每次10克。

1979年5月15日追访，服丸药4个多月，病痊愈，体重由170余斤降至140余斤。

【引自】范开礼，徐长卿：《范中林六经辨证医案选》，学苑出版社，2007年，第51-52页。

【原按】《素问·至真要大论篇》云："诸湿肿满，皆属于脾。"脾乃至阴之脏，少阴又为太阴之母。故肾不主五液，脾不行水，则肿满生焉。本例先后以理中汤加附子等，温补太、少二阴，阳气升，阴霾散，气化行，水湿消，故病获愈。

❀案六六

刘某某，女，26岁，北京人。从幼儿起，常年腹泻，已迁延20余载，北京某医院诊断为慢性肠炎，经中西医长期治疗未愈。1978年8月初来诊，按太阴虚寒证泄泻论治，三诊病愈。1978年8月1日初诊，腹时痛，喜温喜按，下利稀薄，口不渴，不思饮食，神疲体弱，面色苍黄无泽，舌质淡，苔白厚腻，触诊肢冷甚。证属太阴虚寒泄泻。法宜祛寒除湿，实脾固肾。先以四逆汤，继以理中汤加味主之。

处方一：

制附片60克（久煎）　　干姜30克　　炙甘草30克

处方二：

制附片60克（久煎）　　干姜18克　　炒白术24克

茯苓15克　　炙甘草30克　　上肉桂6克　　大枣30克

各5剂。

《伤寒论》曰："自利不渴者，属太阴，以其脏有寒故也，当温之，宜服四逆辈。"患者肢冷，口不渴，舌质淡，苔白而厚腻，皆湿寒阻滞之象，为太阴虚寒之证。

太阴在脏为脾，脾主运化，脾虚邪陷，则中阳不振，寒湿不化，气机阻滞，故腹满时痛；脾气不升，寒湿下注，故下利益甚；脾失健运，后天失调，故不思饮食。但必须指出，此证不仅在中州；长期泄泻，不可单责之于脾。所谓"五脏之伤，穷必及肾"。患者神疲恶寒，面色苍黄，显系下元亏损，命门火衰，肾阳不振。王和安云："但温其中宜理中，温其中兼温其下宜四逆。"故一诊即投之以四逆、理中相继为治。

二诊，8月23日。服药后，腹泻止，精神、睡眠均好转，食量增加。

面色略转红润，舌淡红，白腻苔减。多年陈疾，初获显效。但久病后，脾肾阳虚，不能骤复，宜继守原法，效不改方，加减再进。处方：

制附片 60 克（久煎）　　炒白术 24 克　　干姜 18 克

炙甘草 15 克　　大枣 30 克　　上肉桂 6 克（冲服）　　茯苓 15 克

三诊，8 月 26 日。近半月来，大便趋于正常。上方加减，嘱其续服一段时间，并注意忌食生冷，防止受凉，以资巩固。

1979 年 4 月 20 日追访，患者说：自去年 8 月服药后，从此未再腹泻。

【引自】范开礼，徐长卿：《范中林六经辨证医案选》，学苑出版社，2007 年，52-53 页。

【按】本案属太阴虚寒泄泻，法宜祛寒除湿，实脾固肾。先以四逆汤，继以理中汤加味主之。其中四逆汤纯由辛热甘温之品组成，为回阳逐寒之峻剂。寒者热之，里寒证当以温里法治之，理中汤温中祛寒，主治中焦虚寒证。

脾阳不振，水邪泛滥

案六七

潘某某，女，46 岁，宁德人。1983 年 4 月 20 日诊。迟冷腻滞之质，春雨霏霏之际，下乡冒雨涉水，初感畏冷，头身困重，食欲下降，继则双下肢水肿，按之凹陷，脘闷腹胀，小便短少，大便溏薄，腰痛酸胀，服肾气丸等半月之久，若石沉大海，无动于衷，及至延余。望之舌淡胖，苔白滑腻，脉沉细缓。证因寒湿所伤，脾阳不振，水邪泛滥。治以温运脾阳，行气利水，用实脾饮原方。药用：

厚朴 6 克　　白术 6 克　　大腹皮 6 克　　炮附子 6 克

炮姜 6 克　　　茯苓 9 克　　　木瓜 4.5 克　　　木香 4.5 克

草果 4.5 克　　　甘草 3 克　　　生姜 3 片　　　大枣 3 枚

1 剂后小便明显增多，症状减轻。连服 3 剂，肿消食增，继以参苓白术散收功。

【引自】 阮诗玮案。

【按】 本案为寒湿伤及脾阳，水邪泛滥。治宜温运脾阳，行气利水。方选实脾饮。此足太阴药也。脾湿，故以大腹皮、茯苓利之；脾虚，故以白术、苓、草补之；脾寒，故以姜、附、草果温之；脾满，故以木香、厚朴导之。然土之不足，由于木之有余。木瓜酸温，能于土中泻木，兼能行水，与木香同为平肝之品，使木不克土而肝和，则土能制水而脾实矣。全方使脾实则水治。

案六八

方某，男，28 岁，未婚，河南省人，昆明军区某部战士。患者因肝脾肿大，全身发黄已 8 年，曾先后住昆明军区某医院及省市级医院治疗，效果不显著，继而出现腹水肿胀，腹围达 98 厘米，黄疸指数高达 100 单位，经军区医院行剖腹探查，取肝脏活体组织做病理检验，证实为"胆汁性肝硬化"。遂于 1959 年 7 月由市级某医院转来中医学院门诊部就诊。余见患者病体羸瘦，面色黄暗、晦滞无光，巩膜深度黄染，周身皮肤亦呈深暗黄色，干枯瘙痒而留见抓痕。精神倦怠，声低息短，少气懒言，不思食，不渴饮。小便短少，色深黄如浓茶水。腹水臌胀，四肢瘦削，颜面及足跗以下浮肿，两胁疼痛，尤以肝区为甚。扪之，肝肿大于右肋沿下约 2 横指，脾肿大于左肋沿下约 3 横指。脉沉取弦劲而紧，舌苔白滑厚腻而带黄色，少津。因阳虚水寒，肝气郁结不得温升，脾虚失其运化，湿浊阻遏中焦，胆液失其顺降，溢于肌肤，故全身发黄。阳虚则湿从寒化，水湿之邪泛滥于内，脾阳失其运化，日久则成为腹水肿胀之证。肤色黄暗不鲜，似阴黄之象。此病即所谓"阴瘅证"。法当以扶阳抑阴，舒肝利胆，健脾除湿为治则。以四逆茵陈五苓散加减治之。

> 附片100克　　干姜50克　　肉桂15克（研末，泡水兑入）
> 炒吴茱萸15克　　败酱草15克　　茵陈30克　　猪苓15克
> 茯苓50克　　细辛8克　　苍术20克　　甘草8克

二诊，服上方10余剂后，黄疸已退去十之八九，肝脾肿大已减小，小便色转清长，外肿内胀渐消，黄疸指数降至20单位，面部黄色减退，已渐现润红色，食欲增加，大便正常，精神转佳。然患病已久，肝肾极为虚寒，脾气尚弱，寒湿阴邪尚未肃清，宜再以扶阳温化主之。

> 附片150克　　干姜80克　　茵陈80克　　茯苓30克
> 薏苡仁20克　　肉桂15克（研末，泡水兑入）　　吴茱萸10克
> 白术20克　　桂枝尖30克　　甘草10克

三诊，服上方6剂后，肝脾已不肿大，胁痛若失，小便清利如常，面脚浮肿及腹水臌胀已全消退，饮食、精神倍增，皮肤及巩膜已不见发黄色。到市级某医院复查，黄疸指数已降至3单位。脉象和缓，舌苔白润，厚腻苔已全退。此水湿之邪已除，元阳尚虚，再拟扶阳温化之剂调理之，促其正气早复，以图巩固效果。

> 附片150克　　干姜80克　　砂仁15克　　郁金10克
> 肉桂15克（研末，泡水兑入）　　薏苡仁30克　　佛手20克
> 甘草10克

服上方七八剂后，患者已基本恢复健康。一年后询访，肝脾肿痛及黄疸诸症均未再发作。

【引自】吴佩衡：《吴佩衡医案》，人民军医出版社，2009 年，第 49-50 页。

【原按】以上病证，实由阳虚水寒，寒湿内滞，肝气郁结不疏所致。阳虚则水邪泛溢，肝郁则易克伐脾土。脾虚不能健运，湿从寒化，而至肝脾肿大、腹水、黄疸诸症丛生。余所拟用各方，旨在温暖肾寒、疏肝解郁、健运脾湿、化气行水。寒湿内滞之证，施以温化之剂，犹如春和日暖，冰雪消融，故能治之而愈。

❀案六九

胡某，男，53 岁，因患肝硬化腹水臌胀，住昆明某医院，于 1958 年 12 月 12 日邀余会诊。询及由来，病者始因患红白痢证 1 月余，继后渐感腹胀，逐渐发展而成腹水肿胀之症。余视之，面色黄暗，神情淡漠，卧床不起，腹部臌胀膨隆，已有腹水内积，肝脏肿大，触之稍硬，小腹坠胀，小便短少，饮食不进。脉象缓弱，舌苔白滑，舌质含青色。此系下痢日久脾肾阳虚，寒湿内停，肝气郁结而致肝脏肿大。肺肾气虚，不能行司通调水道、化气利水之职能，遂致寒水内停，日积月累而成腹水臌胀症。法当温中扶阳、化气逐水，拟四逆五苓散加减主之。

附片 80 克　　干姜 30 克　　上肉桂 8 克（研末，泡水兑入）

败酱草 15 克　　猪苓 15 克　　茯苓 30 克　　甘草 10 克

同时以大戟、芫花、甘遂各等量，研末和匀（即十枣汤粉剂），日服 6～10 克。

服后次日，每日畅泻稀水大便数次，泻后腹水大减，精神稍欠，又继服上方，扶阳温化逐水。

二诊，1959 年 1 月。服上方 3 剂后，腹水已消去一半多，体重减轻 20 市斤。诊其脉来沉缓，右脉较弱，系脾湿阳虚脉象；左肝脉带弦，系肝寒郁结，寒水内停之象。舌质较转红润，白苔已退去其半，再照上方加减与服之。

附片 80 克　　干姜 40 克　　川椒 6 克（炒去汗）

上肉桂 10 克（研末，泡水兑入）　　吴茱萸 10 克

茯苓 30 克　　苍术 15 克　　公丁香 5 克

如前法再服十枣汤粉剂 2 日。

三诊，服药后昨日又水泻 10 多次，吐一两次，腹水消去十分之八，体重又减轻 10 市斤。患者面色已转为红润，精神不减，舌苔退，舌质亦转红活，小便清长，饮食转佳，已能下床行动，自行至厕所大小便。唯口中干，但思热饮而不多。系泻水之后，肾阳尚虚，津液不升所致。继以扶阳温化主之。

附片 80 克　　干姜 40 克　　砂仁 10 克　　枳壳 8 克

上肉桂 8 克（研末，泡水兑入）　　猪苓 10 克　　茯苓 30 克

服此方 10 余剂后，腹水、肝肿全消，食量增加，即告痊愈。

【引自】吴佩衡：《吴佩衡医案》，人民军医出版社，2009 年，第 51-52 页。

【原按】寒水内停为病之标，脾肾阳衰为病之本。标实本虚治以攻补相兼之法，皆相得宜。所治之法一如离照当空，一如凿渠引水，寒水坚冰何得不去焉！如不放胆用此峻猛之剂，姑息养奸，于此危证，终不免肿胀癃闭，衰竭而逝。

脾虚寒湿，阻滞经络

❀案七〇

文某某，女，6岁，卫生部职工之女。1976年1月20日晚，家长突然发现患儿眼缝缩小，眯眼斜视，旋即右眼胞下垂，无力睁开，复视。1976年2月，中国人民解放军总医院肌内注射新斯的明试验，呈阳性反应，诊为"重症肌无力（眼肌型）"，待查。同年3月28日，北京同仁医院确诊为眼睑"重症肌无力"。1977年3月29日，转某某医院，中医诊治一年。虽曾短暂开大睑裂，但上胞重新下垂后，反复治疗无效。1978年5月10日来诊，按"太阴证睑废"论治，3个月基本治愈，现已巩固一年余。右眼睑下垂而肿，视物困难，复视，午后尤重。面色微黄，乏力。舌质润红而暗，苔白灰黄，根部厚腻浊密布。此系脾湿之邪，蕴积已久，表实未解，上窜眼胞所致。证属足太阴睑废。法宜开闭除湿，宗仲景甘草麻黄汤方意主之。处方：

麻黄3克　　法半夏12克　　甘草6克

3剂。

眼睑属脾。脾主肌肉四肢，不仅专司运化水谷之精微，且有传导水湿之功用。患儿面黄乏力，乃脾困之象。更以舌象分析，苔虽白黄黏腻，但质淡湿润，显系表实未解，寒邪久闭，脾湿之邪，蕴积益深。眼睑既属于脾，今水湿之邪不得外泄，而循经上窜于眼睑，以致眼睑肿垂，无力开裂，故属足太阴之证。

《金匮要略》云："里水……甘草麻黄汤亦主之。"吴谦等按：里水之"里"字，当是"皮"字。其意乃皮水表实无热者，则当用此发其汗，使水从皮毛而去。今本其意而变通其法：以麻黄之辛温，开诸闭，驱水邪；半夏性燥而去湿，脾胃得之而健；甘草味甘，火土之色，补太阴大有奇功；配麻黄，更有通利寒湿之效。麻黄、半夏、甘草配伍，辛甘化阳，阳盛则湿消；甘草倍麻黄，化湿而不伤元气。

上方服 3 剂后，眼皮稍可活动。原方加桂枝，温通经脉，辛以散邪；配杏仁，疏理肺窍，入手太阴以利水之上源。再服 1 剂，患儿眼睑开裂稍大，后随证加减。

6 月初，患儿曾有一整日可略微睁开右眼睑。苔浊腻始退，脾湿稍减。原方损益续服 12 剂。

二诊，舌质转淡红，白腻苔续减。湿浊内困已有消退之象，唯眼睑变化无进展。改服自制"针砂散"加强疗效，后又以甘草麻黄汤加减配合服。处方：

"针砂散"方每味 10 克，共研细末。第一周，每日晨空腹服 1 次，每次 2 克；一周后，3 天服 1 次，每次 2 克，共服 3 周。

三诊，舌质淡红，白腻苔大有减退。脾湿渐化，脉络始通，眼睑开合较前自如。但余邪未尽，应益土行水。本苓桂术甘并小半夏汤方意主之。处方：

茯苓 15 克　　桂枝 6 克　　白术 12 克　　法半夏 12 克

苍术 9 克　　大腹皮 9 克

10 剂。

四诊，病情大有好转，原患眼午后较重，近日晚间观察，双目基本一致。舌质已正常，白厚腻苔已退。患眼睑稍厚，开裂较正常眼略小。病虽向愈，参之舌象等，尚属脾湿之邪未尽解，输化功能仍嫌不足。亟应抓住转机，健脾化湿，理气和中，助其运化之力，上方加减续服 15 剂。

五诊，1978 年 8 月初，"睑废"基本治愈，视物已正常。唯眼胞仍稍厚，乃脾虚兼湿之象。以五苓散利水健脾，再除余邪。处方：

猪苓 10 克　　茯苓 15 克　　泽泻 10 克　　白术 12 克

桂枝 6 克　　五加皮 10 克

3 剂。

其后，曾间服上方汤剂，或服剩余之针砂散（有时间隔两三周服 1 次）。

1979 年 3 月 8 日，患儿再赴同仁医院复查，未见异常，为重症肌无力恢复期。1979 年 7 月 18 日访问家长，患者眼睑恢复良好。

【引自】范开礼，徐长卿：《范中林六经辨证医案选》，学苑出版社，2007 年，第 54-57 页。

【原按】现代医学所称重症肌无力，是以骨骼肌无力为特征的一种神经肌肉间传递功能障碍性疾病。相当于中医之上胞下垂，因其难治难愈，又名"睑废"。目为五官之一，"五脏六腑之精气，皆上注于目"。十二经脉，亦均与眼部密切关联。眼病虽为局部疾患，多由内脏病变而引起，内服药则重于整体考虑。大体说来，此证可分为先天与后天两大类：先天性患者，往往因发育不全而形成，常发于双眼；后天性多由于脾弱气虚，脉络失和等所致，常发于一目。本病例当属后者。

本例睑废，以六经辨证应属太阴证。太阴者，土也。在脏为脾，在气为湿。寒邪侵入太阴与湿相搏，于是寒湿阻滞经络，精微物质不得上呈，眼睑失养，以致上胞肿垂，无力开合。寒湿内困于阴土难以消除之际，仅用补中益气、升阳举陷之常规方药，不能除其寒湿之邪，故效果不显；应散寒除湿以祛邪，脾阳得伸，运化复常，精微物质得以上呈，此才是治病之本。故遵仲景太阴病亦可以从外而解之变法，"于寒湿中求之"。先投以甘草麻黄汤，促使邪从皮毛速去（现代医学认为，加注麻黄素亦可加强"新斯的明"疗效）；并以五苓散除余邪而收功。

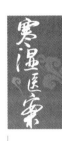

邪阻脾窍，清阳不振

案七一

毕某某，男，26岁，1963年10月15日初诊。两眼轻度发黄已2年余。患者于1961年9月发现面目皮肤发黄，食纳不佳，经医院检查诊为病毒性黄疸性肝炎。服用中西药，自觉症状好转，但眼睑发黄未完全消退，肝功能异常。1962年10月经肝穿活组织检查，符合迁延性肝炎诊断。1963年10月15日住院，当时自觉疲乏，右胁痛，疲倦后加重。检查：面色无泽，巩膜微黄，肝在右肋下可触及边缘，质软。脾在肋下1厘米可触及。化验检查：黄疸指数20单位，血胆红素定量2.2毫克/分升，丙氨酸氨基转移酶25单位（正常值21单位以下），麝香草酚浊度试验5单位，麝香草酚絮状试验（-），血胆固醇128.5毫克/分升，血浆白蛋白3.08克/分升，球蛋白2.02克/分升，凝血酶原时间16秒（对照15秒）。

舌苔薄白，舌质正常，脉沉缓。当是脾阳不振，寒湿凝聚，发为阴黄。当以温振脾阳，祛湿散寒，活血退黄。处方如下：

茵陈60克　　　郁金10克　　　生黄芪12克　　　党参15克

干姜6克　　　炮附子10克　　　茯苓15克　　　白术10克

生甘草3克

二诊，服上方6剂后，加泽兰15克，续服14剂，症状稍有改善，复查肝功能，黄疸指数9单位，胆红素0.8毫克/分升，谷丙转氨酶12.5单位，麝浊6单位，麝絮（-）。效不更方，继服上方共计3月余，症状消失，肝功能正常，于1964年1月31日临床痊愈出院。

【引自】北京中医医院：《关幼波临床经验选》，人民卫生出版社，

2006年，第19-21页

【原按】本案眼目微黄，面色晦暗无泽，食纳不佳，疲乏无力，舌苔薄白，脉沉缓，辨证脾阳不振，寒湿凝聚，瘀阻血脉，属于阴黄范围。根据其发病情况，开始为阳黄，而后转为阴黄，患者体质已虚，脾阳已衰，所以关老用自己的经验方药加生黄芪、党参，以加强补气的作用。本例从四诊所见，似乎不是典型阴黄。但是，关老医生着重从它发展的过程，以及面目微黄而无泽、脉沉缓、无热象这几个主要环节，从阴黄论治，收到了较好的效果。若一见黄疸就清热利湿，过用苦寒，势必中伤脾胃，反而使病情加重。另外，方中郁金活血化瘀，泽兰活血利水，也都比较明确地反映了关老的治黄特点。

❧案七二

疟痢。罗谦甫于至元己亥，治廉台王千户，年四十五，领兵镇涟水。此地卑湿，因劳役过度，饮食失节，至深秋，疟痢并作，月余不愈。饮食全减，形羸瘦，仲冬舆疾归。罗诊得脉弦而微如蛛丝，身体沉重，手足寒逆，时复麻木，皮肤痂疥如疠之状，无力以动，心腹痞满，呕逆不止。此皆寒湿为病，久淹，真气衰弱，形气不足，病气亦不足。《针经》（编者按：即《灵枢经》之古名）云：阴阳皆不足，针所不为，灸之则宜。《内经》曰：损者益之，劳者温之。《十剂》曰：补可去弱，先以理中汤加附子温养脾胃，散寒湿；涩可去脱，养脏汤加附子固肠胃，止泻痢。仍灸诸穴以并除之。经云：府会太仓，即中脘也。先灸五七壮，以温阳脾胃之气，进美饮食；次灸气海百壮，生发元气以荣百脉、充实肌肉；复灸足三里，胃之合也，三七壮，引阳气下交阴分，亦助胃气；后灸阳辅二七壮，接阳气，令足胫温暖，散清湿之邪。追月余，病气去，神完如初。

【引自】徐衡之，姚若琴：《宋元明清名医类案·罗谦甫医案》，湖南科学技术出版社，2006年，第65页。

【震①按】温补固涩，以治疟痢虚证，其效犹迟。得诸灸法，参、附之力加倍矣。遇险病宜宗之。

❀案七三

至元丙寅六月，时雨霖霪，人多病湿温。真定韩君祥，因劳役过度，渴饮凉茶，及食冷物，遂病头痛，肢节亦疼，身体沉重，胸满不食。自以为外感内伤，用通圣散二服，加身体困甚，医以白解散发其汗。越四日，以小柴胡汤二服，复加烦热燥渴。又六日，以三一承气汤下之，躁渴尤甚。又投白虎加人参、柴胡饮子之类，病愈增。又易医用黄连解毒汤、朱砂膏、至宝丹之类。至十七日后，病势转增，传变身目俱黄，肢体沉重，背恶寒，皮肤冷，心下痞硬，按之则痛，眼涩不欲开，目睛不了了，懒言语，自汗，小便利，大便了而不了。罗诊其脉紧细，按之空虚，两寸脉短不及本位。此证得之因时热而多饮冷，加以寒凉寒药过度，助水乘心，反来侮土，先因其母，后薄其子。经云：薄所不胜，乘所胜也。时值霖雨，乃寒湿相合，此为阴证发黄明矣。罗以茵陈附子干姜汤主之。《内经》云：寒淫于内，治以甘热，佐以苦辛；湿淫所胜，平以苦热，以淡渗之，以苦燥之。附子、干姜辛甘大热，散其中寒，故以为主。半夏、草豆蔻辛热，白术、陈皮苦甘温，健脾燥湿，故以为臣。生姜辛温以散之；泽泻甘平以渗之；枳实苦微寒，泄其痞满；茵陈苦微寒，其气轻浮，佐以姜、附，能去肤腠间寒湿而退其黄，故为佐使也。煎服一两，前证减半，再服悉去。又与理中汤服之，数日气得平复。或者难曰：发黄皆以为热，

---

①俞震（1709—1799），字东扶，号惺斋。浙江嘉善人。清代医学家、诗人。著有《古今医案按》等。

今暑隆盛之时，又以热药治之而愈，何也？罗曰：主乎理耳。成无己云：阴症有二。一者始外伤寒邪，阴经受之，或因食冷物，伤太阳经也；一者始得阳证，以寒治之，寒凉过度，变阳为阴也。今君祥因天令暑热，冷物伤脾，过服寒凉，阴气大胜，阳气欲绝，加以阴雨寒湿相合，发而为黄也。仲景所谓当于寒湿中求之。李思顺云：解之而寒凉过剂，泻之而逐寇伤君，正以此耳。圣贤之制，岂敢越哉？或曰：洁古之学，有自来矣。

【引自】徐衡之，姚若琴：《宋元明清名医类案·罗谦甫医案》，湖南科学技术出版社，2006年，第72-73页。

【按】本案属劳役过度，感受湿温之邪，渴饮凉茶及食冷物而致头痛，肢节亦痛，身体沉重。然医者以汗、下、清法治之，伤及脾阳，终致身目俱黄，肢体沉重，背恶寒，皮肤冷，心下痞硬，按之则痛，小便利，大便了而不了，此乃阴黄也。治以温中燥湿健脾，予茵陈附子干姜汤。在暑热隆盛之时仍治以热药，此切中病机，温健脾阳，寒湿除而获效。

❀ 案七四

五月初六日，前曾木泄，与小柴胡汤十三贴而愈。向有粪后便血，乃小肠寒湿之症。现在脉虽弦而不劲，且兼缓象，大便复溏，不必用柴胡法矣，转用黄土汤法，去柔药避其滑润。

灶心土4两　　云苓块（连皮）5钱　　熟附子3钱

炒苍术5钱　　黄芩炭2钱　　广皮炭2钱

煮3碗，分3次服。

【引自】（清）吴瑭：《吴鞠通医案》，上海科学技术出版社，2010年，第148页。

【按】本案为小肠寒湿，脾阳不足，气不摄血，乃致便血，故脉弦而不劲，且兼缓象。究其病机，盖脾主统血，气能摄血，若脾阳受损，脾气亦虚，失于统摄，故见下走便血。治宜温阳健脾，收敛止血。灶心土温阳、收敛、止血；广皮炭、苍术、附子温阳健脾燥湿。脾阳得健，统血有力，血可自止。黄芩以防术、附辛温燥热，动血耗血，且炒炭可以止血。

❀案七五

徐男，恶寒发热，3日后更见腹痛、泄泻。喻氏逆流挽舟之法，本为下痢夹表而设，其实治泄泻亦可用。

荆芥 4.5 克　　防风 4.5 克　　葛根 4.5 克　　柴胡 4.5 克

升麻 2.4 克　　川羌活 9.0 克　　白芷 4.5 克　　桔梗 3.0 克

枳实炭 9.0 克　　大腹皮 9.0 克　　神曲 9.0 克　　煨姜 2 片

山楂末 9.0 克（分 2 次吞）

【引自】朱良春：《章次公医术经验集：增补本》，科学出版社，2013 年，第 187 页。

【原按】此风寒外束，寒湿内蕴之证。方中羌、防、柴、葛既可解表，又可燥湿升提，所谓"鼓舞胃气上腾，则泄泻自止"。此泄泻、痢疾初起兼表证的有效方剂。

寒湿秽浊，郁闭中焦

❀案七六

董某某，男，53岁，福鼎人，1954年3月15日诊。素患胃脘痛，百治不效，1月前赴杭州某医院检查，疑为"胃癌"住院治疗。因体质虚弱，不行手术，束装回乡。其戚陈君，有悯于衷，特来邀余诊。其六脉沉迟，来去无神，舌淡无苔，形容消瘦，腹部瘤块累累，自鸠尾至脐沿排列无序，时雷鸣上冲，按之坚痛，每食入，上则哕气，下则矢气，连续百余次乃止，随即胸腹绞痛。证属中焦阳衰，寒湿凝结，气机不转，遂投大建中汤，大建中气，转运枢机。约用：

蜀椒24克　　党参18克　　干姜15克　　饴糖60克

水3碗煎至一碗半，去渣纳饴糖微煎，分温2服。

1剂尽，胃脘略舒。继服5剂，瘤块渐少，哕气矢气亦止，胃纳转佳，神色日有转机。计服28剂，不易一药，瘤块全消，体复如常人。

【引自】林上卿医案。

【按】本案属中焦阳衰，寒湿凝结，气机不转。寒性收引，阴寒内盛，阳失温煦，故腹中大寒，拘急作痛；中寒内盛，胃失和降，故呕而不能食。治宜大建中气，转运枢机。大建中汤辛热甘温之剂，主治中阳衰弱，阴寒极盛而致的心胸大寒痛证，其温中散寒之力较小建中汤峻猛。蜀椒、干姜大温大热，逐寒温中，和胃止呕，散寒止痛；合人参、饴糖甘缓益气，补虚助阳，使中阳建立，阴寒散去，阳气复生，大气运转，痛逆自平。

❀案七七

朱陈氏，年四十六岁，祖籍安徽，生长于南昌省城。时当夏令，异常炎热，贪凉饮冷，感受阴寒。上吐下泻，腹痛异常，面青唇白，四肢逆冷，舌苔灰滑。六脉沉迟似伏，脉症合参，显系阴经伤寒。但怀孕六月，得此阴寒危证，殊难措手。诊断太阴伤寒。此证非大剂附子理中，不及挽救，稍事迟延，恐误大事，岂能因六月之娠，而见危不救哉。兹特言明在先，急救其母为首要。遂重用黑附片、高丽参以升阳复脉为君，焦白术补土为臣，黑炮姜温中为佐，炙甘草和中为使，外加茯苓利水以分阴阳，木香、白芍行气和血，以助药力。处方如下：

黑附片4钱　　　高丽参3钱　　　焦白术3钱　　　黑炮姜3钱

炙甘草1.5钱　　云茯苓4钱　　　杭白芍5钱　　　广木香8分

此方连进2剂，吐泻腹痛，均已减轻，脉象亦起，病势幸有转机。原方将附片、炮姜均减半，加缩砂仁1钱，续进2剂，各证就痊。

【引自】何廉臣：《全国名医验案类编》，福建科学技术出版社，2003年，第103页。

【廉按】此诚孕妇之急症，非重剂理中，复有何药可以救急。惟附子为堕胎百药冠，现今药肆所备，只有漂淡附片，其中有效成分有名无实，不如易以吴茱萸，善能止呕除痛，且于胎前药忌歌亦无切禁之条，较附子为稳健。

❀案七八

张有才，年四十余岁，煤炭船主。病由船居无定，且喜露卧，多嗜瓜汁，故湿从寒化，陡发霍乱。一起即腹痛泄泻，继则呕吐清水，三五次后，已觉汗泄肢冷，冷过肘膝，眶陷形脱，螺瘪音哑，腿足转筋，神扬气促，躁扰不宁，其溲冷清。苔白脉大，按之脉细欲脱。此寒湿伤中、阳气欲亡之霍乱也。霍乱入手，先分寒热，勘此脉症，不独病属寒湿，且已中枢无权，有波撼岳阳、土奔岸败之势，岌岌殆哉。际此千钧一发，未可因循，姑拟一法，先服局方来复丹三钱，继以水药，至成败利钝，未敢逆料也。急当挽正回阳。以参、附为君；姜、桂为臣；佐以术、草守中，茯苓淡渗，吴茱萸逐其中下阴寒；使以木瓜舒筋，蚕沙导浊。处方如下：

別直参 3 钱　　黑附块 1.5 钱　　干姜 1.5 钱　　桂心 6 分

宣木瓜 1.5 钱　　焦白术 3 钱　　炙甘草 8 分　　云苓 4 钱

吴茱萸 7 分　　晚蚕沙 5 钱（包煎）

阴阳水煎，船居救急，可以甘澜水代之，先煎参、附 20 余沸，次下诸药。接方如下：

西潞参 3 钱（米炒）　　生苍术 1.5 钱　　炙甘草 5 分

老生姜 5 分　　熟附子 4 分　　小雅连 5 分（姜炒）

甘澜水煎如前法。

二诊，昨以加味理中，呕虽平，泻未止而神倦，苔仍淡白，口微干，溲稍黄。是中阳未振、脾胃未和之咎。主以异功加谷芽、神曲建立中州，以佐升降。处方如下：

西潞参 3 钱（米炒）　　焦白术 1.5 钱　　云茯苓 3 钱　　炙甘草 6 分

炒广皮 1.5 钱　　炒谷芽 3 钱　　炒神曲 3 钱

河水煎服。

用滴醋 3 斤置床前，烧铁器，俟红淬之，使病人鼻纳醋气，可免阳越。手足曲池、委中、劳宫诸穴，多以姜汁摩擦，则可回温。再以吴茱萸、木瓜各 2 两，煎水熏腿，另以火酒擦之，以筋不转而止。

三诊，狂澜力挽，险象已平，手足温，筋不转，唯泻减而未除，脉象按之仍细。仿孙真人《千金方》法，改用附子理中加茯苓、麦冬。

两服前方，知饥纳谷而泻止矣，嘱以甘淡调理而愈。

【引自】何廉臣：《全国名医验案类编》，福建科学技术出版社，2003年，第445-446页。

【廉按】病贵认证，药难浪投。若非真寒，此等方法，慎勿轻用。一经误用，转见浑身青紫而毙矣。即不见青紫，往往眼白皆红，腹灼心烦，甚则神识昏蒙，或发呃逆而亡。予见甚多，故临证时必要审慎周详也。

案七九

何某，男，23岁。胃痛已经年余，饥时较重，稍进饮食即可缓解，然食欲不振，有时欲吐，身倦，少力，月前曾见黑色便，近又复作胃痛，既往就诊于某铁路医院，诊断为消化性溃疡。舌苔白垢，脉弦。时届壮年而身倦少力，是为脾胃虚弱，不能运化饮食之精微营养身体之故。舌苔白垢，寒湿凝滞，脉弦主痛，当拟化湿开郁，补中健脾法。处方如下：

代赭石15克（布包）　　细丹参18克（米炒）　　旋覆花6克（布包）

白檀香5克　　砂仁3克（打）　　白蔻仁3克（打）

北柴胡5克（炒）　　杭白芍12克（炒）　　野於术10克

野党参10克　　云苓块10克　　炙甘草6克

二诊，服药3剂，恶心已止，疼痛稍缓。仍用前法加川厚朴、乌药温中调气，鸡内金开胃健脾；重用炙甘草，甘以缓之，止痛和中治之。

三诊，服药6剂，痛已减，仍食欲不振，空腹尚隐痛，勉强多食即感泛酸，脘觉灼热，拟常服方。处方如下：

米党参12克　　川厚朴5克　　云苓块12克

曲半夏6克（布包）　　砂仁壳5克　　曲沉香6克（布包）

野於术 10 克   米丹参 12 克   焙鸡内金 10 克

炙甘草 10 克   广皮炭 6 克

另，海螵蛸 6 克，研极细，米纸包，分 2 次冲服。

【引自】吕景山：《施今墨医案解读》，人民军医出版社，2013 年，第 102-104 页。

【原按】本案为脾胃虚弱健运不力，以致营养不良。初诊以四君子汤为主方，后用参术健脾汤，以檀香、沉香取其降气、止痛、开胃，海螵蛸粉可以制酸，并促使溃疡面愈合。

注：焙鸡内金即取净鸡内金置沙锅内，用文火焙至焦黄色为度，晾凉，备用。可增强健脾消食之功。

【按】本案患者虽年浅，但胃痛病程长，且饥时痛盛，饱食痛缓，身倦乏力，纳呆，欲吐，此系脾胃虚弱，运化无权，导致营养不良。舌苔白垢，内有寒湿凝滞，脉弦主痛。法当补中健脾，化湿开郁。初用四君子汤，配伍理气、降逆之品，再用参术健脾汤以扶脾开胃，运化饮食，伍用檀香、沉香降气、止痛、开胃，海螵蛸粉制酸，并促使溃疡面愈合。

❀ 案八〇

潘男。壮热面红，目赤，临风洒然恶寒。所苦尤在腹痛则欲泄，次数之繁，不可胜计。平日久卧湿地，寒湿内伏，已非一朝一夕。

生麻黄 2.4 克   炮附片 9 克   青、陈皮各 4.5 克   细辛 2.4 克
防风 6 克   杭芍 12 克   生苍术 9 克   柴胡 6 克
生枳实 9 克   甘草 3 克

【引自】朱良春：《章次公医术经验集：增补本》，科学出版社，

寒湿医案

寒湿秽浊，郁闭中焦

115

2013 年，第 190 页。

【原按】此案壮热、面红、目赤均为假热之象，寒湿内伏方为其病之本。所以用麻黄附子细辛汤、四逆散、痛泻要方合为复方，以温阳祛寒燥湿，化滞缓急定痛。

脾虚寒湿，血不统摄

案八一

吴某某，女，43 岁。新华社工作人员。自 1971 年，因失眠与低血压时而昏倒，当时未予重视。1975 年以后，发病频繁，尤其是经量多、间隔短，长期大量失血，不能坚持工作。先后经北京数家医院均诊断为"功能失调性子宫出血"并发"失血性贫血症"。曾转外地医院，诊断如前，经治疗无效。1978 年 6 月 12 日来诊，按太阴少阴同病论治。前后治疗 4 个月，诸症痊愈，恢复工作。初诊，行经不定期，停后数日复至，淋漓不断，色暗淡，夹乌黑瘀块甚多。头痛，浮肿，纳呆，蜷卧，失寐惊悸，气短神疲，肢软腹冷，恶寒身痛。面色苍白，形容憔悴。舌质淡，苔白滑，根部微腻。脉沉而微细。乃太阴少阴证崩漏。法宜温经散寒，复阳守中，以甘草干姜汤主之。处方：

炮姜 30 克　　炙甘草 30 克

3 剂。

患者面色苍白，少腹冷痛，食少纳呆，舌淡苔白，皆足太阴脾亏损之证。脾主中气，统摄血液。脾气既亏，则血溢下流。且脾为生化之源，后天之本。脾气虚，则不能正常消化吸收营养物质。故本例崩漏，首责太阴虚寒，不能摄血归经。

崩漏失血，与足少阴肾关系尤为密切。因少阴肾为冲任之本，专司封藏。封藏不固，则冲任失守。患者恶寒蜷卧，四肢清冷，脉沉微细，皆命门火衰，阴寒内盛之象。肾阳虚损，固摄无权，故月事不定而下，持续不断。阳气不振，不能温化血液，故下血暗淡，瘀块甚多。腰为肾之外府，肾虚并湿寒阻滞，故腰背骨节酸痛。肾生髓，脑为髓海，肾虚则髓海不足，故头昏目眩。同时病入少阴，损及手少阴心，故心悸怔忡，气短神疲，睡卧不安。加以漏下失治，失血耗血过多，妇女本以血为本，长此以往，终于病卧难支。此病关键在于心肾阳衰，阴寒内盛，脾肾虚寒，中阳不振。法宜扶阳祛阴，引血归经，从崩漏之根本入手，投以甘草干姜汤施治。

二诊，服药后胃口略开，仍恶寒身痛。继以甘草干姜汤合麻黄附子细辛汤，温经散寒，表里兼治。处方：

炮姜 30 克　　　炙甘草 30 克　　　麻黄 9 克　　　制附片 60 克（久煎）

细辛 3 克

上方随证加减，附片加至每剂 120 克，炮姜 120 克，共服 25 剂。

甘草干姜汤，《伤寒论》原治太阳病阴阳两虚之变证，《金匮要略》以主肺痿之属于虚寒者，后贤借治失血，引血归经。干姜辛温，辛与甘和，则从阳化；干姜炮黑，其味即苦，苦与甘和，则从阴化。今取其辛甘以化热，守中而复阳，阳升则能统血；取其苦甘以化阴，则阴血得养。《直指方》说："甘草干姜汤，治男女诸虚出血，胃寒，不能引气归源，无以收约其血。"故本例选用此方。今合麻黄附子细辛汤，因有寒中少阴之象，而复连太阳之邪。以附子、细辛，专温少阴之经；麻黄得附子之助阳托里，俾外邪之深入者可出，而阳气亦不致随汗而越。再与甘草干姜汤合而用之，更有相得益彰之妙。

三诊，全身浮肿渐消，畏寒蜷卧、头痛身痛均好转。崩漏止，月事趋于正常，瘀块显著减少。舌质转红，仍偏淡，苔白滑，根腻渐退。病已明显好转，阳气渐复，阳升则阴长，但仍有脾湿肾寒之象。法宜扶阳和阴，补中益气。以甘草干姜汤并理中汤加味主之，随证增减，共服 40 余剂。处方：

制附片 60 克（久煎）　　干姜 15 克　　炙甘草 30 克　　党参 30 克

炒白术 24 克　　茯苓 20 克　　炮姜 30 克　　血余炭 30 克

上肉桂 10 克（冲服）　　鹿角胶 6 克（烊化）

至 1978 年 10 月中旬，月经周期、经量、经色已正常，诸症悉愈，恢复全日工作。春节前后，因任务急迫，每日坚持工作 12 小时以上，自觉精力旺盛。1979 年 3 月临出国体检时，均属正常。

【引自】 范开礼，徐长卿：《范中林六经辨证医案选》，学苑出版社，2007 年，第 61-65 页。

【原按】"妇人之生，有余于气，不足于血，以其数脱血也。"患者长期漏下，大量失血，已虚衰难支。必须从病根入手，方能奏效。李东垣云："凡下血证，无不由于脾胃之首先亏损，不能摄血归源。"张景岳云："凡见血脱等证，必当用甘药先补脾胃以益发生之气……则阳升阴长，而血自归经矣。"结合患者舌象脉症，其长期漏下失血，首"属太阴，以其脏有寒故也"。为此，始终以温脾为主，连用甘草干姜汤，守中而复阳，以摄血而生血。

再者，三阴证虽无合病、并病之名；但临床所见，三阴经证亦多交叉出现。本例患者即由脾胃虚寒性之太阴证未愈，进而发展为全身虚寒性之少阴证。肾阳虚衰，封藏无权，导致冲任不固而崩漏下血不止。为此，复以太阴少阴同病辨证论治。

又患者少阴里寒，并外连太阳之证，阴阳两经，表里皆病。里寒宜温，表实当解。而三阴表法，又与三阳不同。"三阴必以温经之药为表，而少阴尤为紧关。"故以散邪温经之剂主之，并重用附子至 120 克。《金匮要略》曾载：一妇人怀娠六七月，脉弦发热，似有表证。而其少腹恶寒之状，如扇风之侵袭。所以然者，因其人阳虚子脏开，寒邪侵入。故仲景以"附子汤"温子脏而驱寒。但可惜此方早已失传，现存经文亦不纯，必有残缺。李彣注：按子脏即子宫。尤怡曰：附子汤未见，然温里散寒之意概可推矣（《订正仲景全书》）。关于本例漏下诊治，一再重用附子者，亦即仿效仲景佚方之意。

脾胃阳衰，中气不转

❀案八二

征南副元帅大忒木儿，年六旬有八，戊午秋征南，予从之。过扬州十里，时仲冬，病自利完谷不化，脐腹冷疼，足胻寒，以手搔之，不知痛痒。尝烧石以温之，亦不得暖。予诊之，脉沉细而微。

予思之，年高气弱，深入敌境，军事烦冗，朝暮形寒，饮食失节，多饮乳酪，履于卑湿，阳不能外固，由是清湿袭虚，病起于下，故胻寒而逆。《内经》云：感于寒则受病，微则为咳，甚者为泄为痛。此寒湿相合而为病也，法当急退寒湿之邪，峻补其阳，非灸不能病已。先以大艾炷于气海，灸百壮，补下焦阳虚。次灸三里二穴各三七壮，治胻寒而逆，且接引阳气下行。又灸三阴交二穴，以散足受寒湿之邪。

遂处方，云：寒淫所胜，治以辛热；湿淫于外，平以苦热，以苦发之。以附子大辛热助阳退阴，温经散寒，故以为君。干姜、官桂大热辛甘，亦除寒湿；白术、半夏苦辛温而燥脾湿，故以为臣。人参、草豆蔻、炙甘草，甘辛大温，温中益气；生姜大辛温，能散清湿之邪；葱白辛温，以通上焦阳气，故以为佐。又云：补下治下，制以急，急则气味厚。故大作剂服之。不数服，泻止痛减，足胻渐温。调其饮食，逾十日平复。

明年秋，过襄阳，值霖雨，阅旬余，前证复作。再依前灸添阳辅，各灸三七壮，再以前药投之，数服良愈。

加减白通汤：治形寒饮冷，大便自利，完谷不化，脐腹冷痛，足胫寒而逆。

炮附子（去皮脐）1两　　炮干姜1两　　官桂（去皮）0.5两

甘草（灸）0.5两　　半夏（汤泡七次）0.5两

草豆蔻（面裹煨）0.5两　　人参0.5两　　白术0.5两

上八味哎咀，每服5钱，水二盏半，生姜5片，葱白5茎，煎一盏三分，去渣，空心宿食消尽，温服。

气海一穴，在脐下1.5寸，任脉所发。

三里二穴，在膝下3寸胻外廉两筋间，取足举之，足阳明脉所入合也。可灸三壮，针入五分。

三阴交二穴，足内踝上3寸骨下陷中，足太阴、少阴、厥阴之交会。可灸3壮，针入3分。

髓会绝骨。《针经》云：脑髓消，胫酸耳鸣。绝骨在外踝上辅骨下当胫中是也，髓会之处也。洁古老人云：头热如火，足冷如冰，可灸阳辅穴。又云：胻酸冷，绝骨取之。

阳辅二穴，在足外踝上4寸，辅骨前，绝骨端，如前3分，去丘墟7寸，足少阳脉之所行也。可灸三七壮，针入5分。

由是副帅疾愈，以医道为重，待予弥厚。

【引自】（元）罗天益：《卫生宝鉴·卷二十二·胻寒治验》，中国中医药出版社，2007年，第290页。

【原按】年老之人，脾肾之气俱不足，又外感寒湿，内伤饮食，重伤其气。本案见自利，可知脾胃虚弱；完谷不化，脐腹冷疼，足胫寒且温之不得暖，可知肾阳不足，命火衰微；足胫搔之不知痛痒，可知足胫经脉痹阻不通。故以灸法祛寒湿，峻补脾肾之阳气。

加减白通汤为张元素方。本方以四逆、白通、理中三方相合，加官桂、半夏、草豆蔻，温脾胃，暖命门，散寒除湿，温经通阳，其效甚捷。（赵艳，谷建军，于华芸：《易水四大家医案类编》，学苑出版社，2009年，第74页）

❀案八三

刘某，男，41岁。便溏近2年，日行四五次，便前后腹部隐痛，曾经某医院检查为功能性肠蠕动过速，如厕频频，而大便不爽，颇以为苦。舌质淡，苔白薄，脉象濡弱，右关独甚。经云："湿多成五泄。"但久泄则伤脾。右关濡弱，舌淡苔白即为脾虚湿寒之征。《金匮要略》云："脾气衰则鹜溏。"故以温中健脾利湿，兼防滑脱为法治之。处方如下：

川附片10克　　云苓块12克　　淡干姜5克

怀山药30克（打碎炒）　　厚朴5克　　禹余粮10克（布包）

薏苡仁18克　　白石脂10克（布包）　　米党参10克

炙甘草6克　　茅苍术10克

二诊，服药8剂，腹痛见轻，而腹泻次数未减，便亦较前畅快，因服汤药不便，要求丸方常服。处方如下：

早服参苓白术丸10克，午服七宝妙灵丹半瓶，晚服附子理中丸1丸。

三诊，服丸药1个月，溏泻次数减少，有时大便正常，腹痛消食，但有时作胀。仍用丸药收功。处方如下：

早服香砂六君子丸10克，午服七宝妙灵丹半瓶，晚服附子理中丸1丸，四神丸6克，交替服用。

【引自】吕景山：《施今墨医案解读》，人民军医出版社，2013年，第122-123页。

【原按】本案为久泻伤脾，偏于虚寒之证，故用参苓白术合附子理中治之。肾者胃之关，中阳不足，肾阳亦衰，加用四神丸以善其后。禹余粮功专涩肠止泻，收涩固脱，收敛止血；白石脂为硅酸盐类矿物，又名陶土、高岭土。本品甘酸性平，入走气分，功专养肺气、补脾气、疗虚损、厚肠止泻、收敛止血。二药伍用，固肠止泻之力益彰，用于治疗久痢、久泻诸症。

注：茅苍术，以产于江苏茅山一带者质量最佳，故称"茅术"或"茅山苍术"。

【按】本案患者久泻伤脾，结合舌脉，当是脾虚湿寒之证。用参苓白术合附子理中汤加减，以温中健脾、利湿止泻。易汤为丸，方便服用，收效亦可。肾者胃之关，中阳不足，肾阳亦衰，再加用四神丸以善其后。

寒湿久困，脾气不醒

案八四

张某某，男，47岁，1973年11月初诊。患者上下肢及胸部出血点已6年。血液化验：血红蛋白6克/分升，白细胞计数每立方毫米4000个，血小板计数每立方毫米8000个，网织红细胞0.4%。骨髓象：显示再生不良，全血细胞减少。某医院确诊为：再生障碍性贫血，兼有冠心病、继发性心房颤动、慢性支气管炎、肺气肿、继发性甲状腺功能低下、十二指肠球部溃疡、慢性胆囊炎和间质性肝炎。迭经中西医各种治疗，效果不佳，曾服中药1800余剂，6年来输血53000余毫升。现见头晕目眩，面色晦暗，唇甲苍白而暗，心悸怔忡，失眠少寐，性欲消失，四肢浮肿，汗出畏寒，气短懒言，腰酸腿软，两胁疼痛，胸闷纳呆，腹痛腹泻，脉缓细而滑，苔厚白而腻。五脏俱病，关键在寒湿困脾。治以苦温燥湿，醒脾开胃。处方如下：

佩兰叶9克　　苏、藿梗各5克　　苍术10克　　厚朴花5克

砂仁壳5克　　白豆蔻5克　　陈皮炭10克　　代代花5克

茯苓皮10克　　绿萼梅6克　　焦苡仁12克　　白通草5克

建神曲10克

守上方每周6剂，曾随症加吴茱萸、干姜、附片等。服药约2个月，诸症均减，停止输血。血液化验：血红蛋白9.1克/分升，白细胞计数每立方毫米4550个，血小板计数每立方毫米14000个，网织红细胞1.4%。继服上方出入，至1974年4月1日出院。血象稳定。唯感头晕目眩，倦怠无力，脉细弱，苔白腻，舌质淡。寒湿已近清彻，正虚之象颇著，拟益气健脾，祛湿开胃，携下方服用。方药：

党参15克　　生黄芪15克　　白术10克　　云茯苓9克

陈皮炭9克　　炒枳壳9克　　厚朴花6克　　佩兰叶9克

砂仁壳5克　　焦三仙18克　　当归10克

每月10～20剂，1974年9月及1975年9月，2次骨髓象检查显示接近正常。1980年3月随访，患者血象稳定，已上全日班3年余。

【引自】段荣书：《董德懋医疗经验琐谈》，《中医杂志》1981年第2期，第9-12页。

【按】本例病情复杂，五脏虚损症状皆见。董老认为，久病不愈，必须从脾胃入手，治脾以安五脏，为治病求本之大法。本病湿困于脾，胃纳不开，水谷精微之气化源匮乏，五脏失养，心不能主，肝不能藏，肾不能滋，脾不能统，因而出现上述诸症。久病脾薄力弱，虽虚亦不受补，故进补无助精血，反致胃纳日减，湿邪愈盛。因此，抓住"寒湿困脾"这一要害，予苦温燥湿、醒脾开胃为法，用平胃散合藿香正气散，并随症加入干姜、附片等以温中助阳，吴茱萸暖肝解郁，使寒

湿得除，中土复健，胃纳日增，谷气得充，五脏得养，贫血、出血随之而减，不治血而血自安。后进六君子汤合当归补血汤，俾阳生阴长，益气以生血，重点亦不在治血，而在开气血之化源，使五脏精气得旺。整个治疗期间，刻刻顾护脾胃，时时着眼于醒脾开胃，扶正而不碍邪，祛邪而不伤正，进补先予开胃。方药平稳，实寓深意。

❀案八五

王二七，脉沉短气，咳甚，呕吐饮食，便溏泻，乃寒湿郁痹渍阳明胃，营卫不和，胸痹如閟。无非阳不旋运，夜阴用事，浊泛呕吐矣。庸医治痰顺气，治肺论咳，不思《内经》胃咳之状，咳逆而呕耶？小半夏汤加姜汁。

【引自】（清）叶天士：《临证指南医案》，山西科学技术出版社，2006年，第197页。

【按】五脏六腑皆令人咳，非独肺也。本案属寒湿郁痹渍阳明胃，营卫不和，胃失通降，肺胃上逆，逆气而致呕咳，故见短气、胸闷、呕吐、便溏泻。主方选小半夏汤加姜汁。半夏、姜汁温能和胃气，辛能散逆气。

寒湿壅土，肝胆不利

❀案八六

魏某，男，25岁。1958年12月30日门诊，患"肝炎"已半年余，右胁内疼痛，双目白睛发黄，色晦暗，面色亦黄而带青色，大便时溏，小便短少，其色如茶，右胁肋下触之有硬块作痛，此乃肝脏肿大疼痛。脉缓弱，舌苔白而厚腻，舌质边夹青色。此系里寒内盛，土湿木郁，肝木不得温升所致。法当温化寒湿、舒肝达木以治之。拟方茵陈四逆汤加味。

附片60克　　　干姜30克　　　佛手10克　　　败酱草10克

薏苡仁20克　　　川椒3克（炒去汗）　　　上肉桂5克（研末，泡水兑入）

茵陈10克　　　甘草5克

二诊，服3剂后，脉象沉弱而带弦长，厚腻舌苔已退其半，舌已转红，小便色转清，较前长，胁下疼痛大有缓减。继上方加减主之。

附片100克　　　干姜80克　　　青皮10克

细辛10克　　　茵陈15克　　　桂枝30克

茯苓30克　　　上肉桂6克（研末，泡水兑入）

甘草6克　　　川椒6克（炒去汗）

三诊，服此方4剂后，胁痛肝大已减去十之六七，脉转和缓，舌质红活，苔薄白而润。面目黄色退净，小便清长，饮食如常。继服下方8剂后，即告痊愈。

附片100克　　　干姜40克　　　延胡索10克　　　茯苓36克

广木香5克　　　上肉桂10克（研末，泡水兑入）　　　细辛10克

甘草10克

【引自】吴佩衡：《吴佩衡医案》，人民军医出版社，2009年，第48页。

【按】本案为里寒内盛，土湿木郁，肝木不得温升所致。治宜温化寒湿，舒肝解郁。茵陈四逆汤温里回阳，利湿退黄。主治中焦寒湿，四肢厥冷，面目俱黄，黄色晦暗，舌苔灰滑，脉沉细。

🌸 案八七

卢子敬，年48岁，湖北人，寓南昌城内。时值暑热，喜饮冷水，又常于阴凉处当风而卧，以致湿邪不得由汗而出，困于脾家，蓄蕴日久，致成斯疾。面目遍体暗黄如嫩绿，小便清白，大便溏泻，不热不渴，倦卧无神，常若离魂者。左右六脉沉迟而缓，来去无神。察其平素所好，参合脉症，知系寒湿阴黄证也。治宜温通，议以茵陈蒿加附子干姜汤主之。仍以茵陈蒿利湿为君，以附子、干姜回阳温中为臣，以薏苡仁扶土化湿为佐，以云茯苓利水除邪为使。处方如下：

茵陈蒿8钱　　黑附片3钱　　川干姜2钱　　炒薏苡仁4钱
云茯苓4钱

此方连进2剂，溏泻渐止，黄亦稍退，各症均有转机。仍照原方加焦於术3钱、杭白芍2钱、广陈皮1.5钱、六一散4钱（包煎）。又接进3剂，6日后各症痊愈。

【引自】何廉臣：《全国名医验案类编》，福建科学技术出版社，2009年，第126-127页。

【按】本案为寒湿所致黄疸之阴黄，故见面色暗黄，小便清白，大便溏泻，不热不渴，脉沉迟而缓。治用茵陈四逆汤温里助阳，利湿退黄，则对证投方，今去甘草而加苓、苡，以薏苡仁扶土化湿为佐，以云茯苓利水除邪，药到病除。

🌸 案八八

张某某，男，36岁，萍乡人。1936年仲夏，头昏，心跳，腿胀，溏泻，食欲减退，身目俱呈暗黄色，小便亦现微黄，舌苔薄白，脉象代缓。劳伤元气，脾失运化，寒湿在里不解，阻塞胆汁入肠，渗入血液，循经外溢。拟予温化沉寒，淡渗湿邪之法，以加减当归白术汤主之。处方如下：

当归 3 钱　　白术 4 钱　　茯苓 4 钱　　法半夏 2 钱

桂枝 1.5 钱　　陈皮 1 钱　　茵陈 1 两　　苍术 2 钱

炙甘草 1 钱　　鸡内金 3 钱

水煎服。

二诊，4 剂脉平病减，黄退十之六七，改加味附子理中汤治之。六剂康复。

附片 3 钱　　白术 4 钱　　黄芪 3 钱　　当归 3 钱

茵陈 8 钱　　炙甘草 2 钱　　干姜 1 钱　　党参 4 钱

【引白】赖良蒲：《蒲园医案》，江西人民出版社，1965 年，第 56–57 页。

【原按】仲景有"身目为黄，寒湿在里，以为不可下也，于寒湿中求之"之文，此与瘀热在里发黄，可用清下者有别。理中汤最理中焦寒湿，茵陈可以疏利胆道，是为阴黄之正治。

【按】本案身目俱呈暗黄色。仲景曰："身目为黄，寒湿在里，以为不可下也，于寒湿中求之。"此与瘀热在里发黄，可用清下之剂者有别，故治以温化沉寒，淡渗湿邪之法，证方殊为合拍。然而临床中经常会看到，始为阳黄，由于湿毒热邪耗伤正气，病久缠绵，气阴两伤，亦可由阳黄转为阴黄。当须审之。

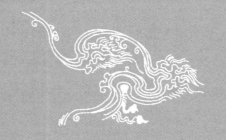

第九章

寒湿伤肾

寒湿伤肾，是指寒湿之邪深入下焦，引起肾阳损伤，气化失司，水液内留，出现如腰痛、水肿、气喘等一系列临床表现的症候群。总体治疗上以温阳补肾为主。

本章收录 12 个病案，分"寒湿痹阻，肾阳不展""寒湿不化，内结成石""肾阳不振，寒凝血瘀""阳虚寒湿，瘀阻脉络""寒湿郁遏，气化失司""寒气凝痰，痹阻骨脉"等 6 类，从不同主症切入，系统阐释寒湿伤肾常见的临床症状、诊断和治疗方法。

寒湿痹阻，肾阳不展

✿案八九

迟某，男，50岁。其病为腰酸，两足酸痛，恶寒怕冷，行路则觉两腿发沉。切其脉沉缓无力，视其舌硕大，苔则白滑。沉为阴脉，属少阴阳气虚也；缓为湿脉，属太阴脾阳不振也。本证为《金匮》所述"肾着"之病，为疏：

茯苓30克　　白术15克　　干姜14克　　炙甘草10克

此方服至第十二剂，则两足变热，恶寒怕冷与行路酸沉、疼痛之症皆愈。

【引自】陈明，刘燕华，李方：《刘渡舟验案精选》，学苑出版社，2002年，第145页。

【原按】本案腰痛、腿沉、怕冷，与"肾着病"相符。《金匮要略·五脏风寒积聚病脉证并治》说："肾着之病，其人身体重，腰中冷，如坐水中……病属下焦，身劳汗出，衣里冷湿，久久得之，腰以下冷痛，腹重如带五千钱，甘姜苓术汤主之。"本病病因为脾阳不运，寒湿痹着于腰部所致，其病变部位并不在肾之本脏，而在肾之外府。临床以腰以下寒冷疼痛为特点。所以在治疗上不必温肾以祛寒，而应燠土以胜水。本方重用干姜配甘草以温中散寒，茯苓配白术以健脾除湿。待脾健湿去寒解，经脉畅通，肾府不受寒湿所侵，则诸症自愈。

❀ 案九〇

江某某，男，39 岁，四川人。患者素有腰酸痛史。因天气变化，常轻度发病。1974 年 4 月，自觉头昏，腰酸痛，发热恶寒。某日，当用凉水浣洗时，转身接水，突觉腰部剧烈疼痛，僵直不能转动。几人抬上车，送至某某医院外科检查，诊断疑似：①腰椎错位；②风湿。经服药、按摩、电针，理疗 20 余日，未见显效。几人搀扶前来就诊，腰部凉而痛甚，难以转侧，全身酸痛，头目晕眩，口干，不欲饮食，间歇发作低热，微恶寒。舌质偏淡，苔白腻，根部微黄，脉弦微浮。此原为风寒湿邪，郁久不解，积聚于腰部。后太阳之邪未罢，复传少阳，致两经同病。法宜祛寒除湿，和解少阳。本柴胡桂枝汤与肾着汤方意用之。处方：

柴胡 10 克	桂枝 10 克	沙参 10 克	法半夏 15 克
白芍 12 克	大枣 15 克	甘草 6 克	白术 15 克
干姜 12 克	茯苓 15 克		

2 剂。

服药 0.5 小时，自觉全身开始轻松。连进 2 剂后，腰部即能自由转动。再服 4 剂，腰痛遂止。1979 年 7 月 7 日追访，自从获愈以来，至今未再复发。

此证本太阳受邪，由于失治，病情急剧转化，表现在以下两个方面。

首先，太阳外证未除，又出现某些少阳证，太少二经同病，其证相互交错。患者此次发病，即觉发热恶寒，全身酸痛，显系太阳表证。少阳受病后，仍有间歇性低热，微恶寒，此不属少阳之往来寒热，仍为太阳表证未解之象。其次，口苦为少阳受邪，热蒸胆气上溢；头目晕眩，为风火循经上扰空窍；不欲饮食乃胆气犯胃。参之脉弦，此皆属少阳证候，其邪在半表半里。《伤寒论》云："伤寒六七日，发热微恶寒，

131

肢节烦疼，微呕，心下支结，外证未去者，柴胡桂枝汤主之。"此例基本上符合本条之病证。再则，此证腰觉凉而沉重，为寒湿侵袭腰部。其病不在肾之本脏，而在肾之外腑。正如《金匮要略》所谓："肾着之病，其人身体重，腰中冷……甘姜苓术汤主之。"可见，此例除有柴胡桂枝证以外，兼有肾着之病，故本柴胡桂枝与甘姜苓术汤方意，合而用之。

【引自】范开礼，徐长卿：《范中林六经辨证医案选》，学苑出版社，2007年，第40-42页。

【原按】《素问·阴阳离合论篇》云："太阳为开，阳明为阖，少阳为枢。"仲景根据这一原理，治太阳表证，据其主开之特点，立汗解之法，制桂枝等方，使邪"汗出而散"。治阳明腑实，据其主阖之特点，立攻下之法，制大、小承气等方，以泻下肠胃燥实。唯少阳主枢，司一身腠理之开阖，禁汗禁下，故制小柴胡汤，为少阳枢机之剂，和解表里之总方。可见此方之任重不拘于经也。

少阳经主上下内外之转枢，在柴胡证发展过程中，或全归少阳，或兼表兼里。若邪之偏于表者，可借太阳之途径，使邪随汗而外解；邪之偏于里者，可借阳明之途径，使邪从泻下而清解。尤其对太少合病之证，单纯用小柴胡托邪外出，则嫌不足。故仲景又立两阳双解之法。将柴、桂合制为一方。取柴胡之半，解少阳之邪为主；取桂枝之半，散太阳之兼，使邪外达。但以本例而言，既有太阳外证未罢，而病机又见少阳；且肾为寒湿所伤，病在肾之外腑。故临证效法柴胡桂枝合剂之意，并甘草干姜茯苓白术汤燠土而胜水，亦为使太少合病之证兼而收效之义。

❀ 案九一

沈某某，男，65 岁。1975 年 4 月 24 日初诊。腰痛已久，初间时作，近则每日疼痛，两臀股冷及于脐腹，有下坠感，二便尚常。曾针灸半年多无效。此肾着也。宜燠土胜水，并温下焦。处方如下：

炙甘草 9 克　　干姜 9 克　　茯苓 12 克　　白术 15 克

川桂枝 9 克　　鹿角霜 6 克　　晚蚕沙（包煎）9 克

小茴香 1.2 克拌炒当归 9 克

7 剂。

二诊，5 月 12 日。上方服 7 剂以后，腰痛愈，脐腹冷亦减，饮食如常，苔薄。仍以温脾胜湿为治。

处方如下：

炙甘草 9 克　　干姜 6 克　　茯苓 12 克　　白术 15 克

川桂枝 5 克　　厚朴 9 克　　广木香 4.5 克　　鹿角霜 6 克

大枣 3 枚

7 剂。

【引自】何任：《何任医案选》，浙江科学技术出版社，1981 年，第 114-115 页。

【原按】《金匮要略》云：肾着之病，其人身体重，腰中冷……小便自利，饮食如故，病属下焦，身劳汗出，衣里湿冷，久久得之，腰以下冷痛……甘姜苓术汤主之。陆渊雷云："肾在腰部，故腰以下病证，古人漫称肾病，其实非肾脏病也。此因水气停积于腰部，故腰以下冷痛……但湿之伤人，下部为甚……。"尤怡云："肾受冷湿，着而不去，则为肾着，其病不在肾之本脏，而在肾之外腑，其治法不在温肾以散寒，而在燠土以胜水……。"本例证属寒湿腰痛，由寒湿阻滞经络，阳气受伤，不能温煦，故腰以下臀股及脐腹部发冷；寒湿为阴邪，其舌苔必白腻，阴雨天痛必加重。乃取甘姜苓术汤燠土胜水为主，加桂枝温和卫阳而利血脉，鹿角霜温补肾阳，晚蚕沙和脾除湿，小茴香拌炒当归活血理气，以通肝肾脉络。服药7剂后，痛瘥冷减，原方去当归、小茴香、晚蚕沙，加木香以利气机，厚朴苦温燥湿健脾。

寒湿不化，内结成石

❀案九二

黄某，男，44岁，湖北人。患者以腰痛数年而住入昆明军区某医院治疗。经X线摄片检查，发现右肾肾盂有10粒结石影像，小如花椒，大至蚕豆，诊断为"肾结石"。因身体虚弱不能耐受外科手术，遂于1958年11月出院延余诊治。言及患腰痛已久，时有所发，痛如绞作，延及腰腹，下引宗筋，痛甚则神怯而畏寒肢冷。小腹胀痛，小便短涩。饮食欠佳，精神缺乏。舌苔白滑而厚腻，脉沉迟无力。此因肾脏寒极，寒湿不化，内结成石，以温肾扶阳温化之法主之，投以四逆汤加味。处方如下：

附片60克　　杜仲10克　　桂枝30克　　干姜40克

茯苓30克　　上肉桂10克（研末，泡水兑入）　　细辛6克

甘草6克

服药11剂后，相继经尿道排出结石4粒，其中曾有一粒较大者，排出时嵌于尿道口，尿线中断，其痛非常，经该厂医生用镊子夹出，宛如细包谷粒大小，至使尿道口略为出血。经X线复查，尚余下6粒结石，但影像均较前为小，原大如蚕豆者已不复见。此乃温化之剂所致也。唯因肾寒日久，腰尚冷痛，结石未全化解排尽，其法不变，继

以扶阳温化主之。处方如下：

附片 100 克　　干姜 50 克　　狗脊 10 克　　细辛 6 克

薏苡仁 30 克　　桂枝 30 克　　上肉桂 10 克（研末，泡水兑入）

甘草 10 克

因服药有效，信心不移，连服不断则病情大减，食增神健，体质大为好转，于 1959 年 1 月开始恢复工作，前后相继数十剂，腰痛已不复作，于 1959 年 3 月前来复诊，带来 X 线复查照片，10 粒结石已消去 9 粒，仅剩下 1 粒，影像亦较前缩小。再以上方加减，不离强心温肾、调补气血之原则。数月后，最后一粒结石亦随尿排出，自此恢复健康，照常工作。

【引自】吴佩衡：《吴佩衡医案》，人民军医出版社，2009 年，第 68-69 页。

【按】本案属肾脏寒极，寒湿不化，内结成石，以温肾扶阳温化之法主之。投以四逆汤治之，效果极佳。目前中医药治疗肾结石无论何证大多为金钱草、海金沙、鸡内金等利水通淋之品。本案独未用利水药，而据脉症断为寒湿不化，投温化之剂竟也使结石自动排出。不治人的病而治病的人，中医整体观念、辨证论治的特色在本案有充分的体现。

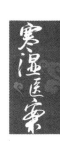

肾阳不振，寒凝血瘀

案九三

杨某，男，32 岁，昆明人。1959 年 10 月以来，双下肢小腿部胀痛，皮色发青，双足冰冷，终日不能回温，稍多行走，则足软无力，胀痛难忍，步履维艰。昆明某医院诊断为"慢性血栓性静脉炎"，疗效不显。

该院医生建议手术治疗，病者不愿接受，因而改服中药。余视之，认为此系阳气内虚，寒湿凝滞下焦，阳不足以温煦筋脉，遂致寒凝血瘀，血脉不通而作痛。察其脉沉迟而涩，舌质含青，杂有瘀斑瘀点。主以温肾助阳，行瘀通络之法。方用：

附片 80 克　　干姜 30 克　　桂枝 50 克　　细辛 10 克

伸筋草 10 克　　桃仁 10 克（捣）　　红花 8 克　　甘草 8 克

初服则胀痛更甚，再服觉痛麻兼作，疑之，遂来复诊。余告之此乃阳药温化运行、行瘀通脉之效果，再服无妨。照原方去桃仁加羌活 9 克，白芷 9 克，连服 2 剂则疼痛渐除，双足回温。

三诊，在原方基础上加减散寒除湿活络之剂调治之，数剂而愈。

【引自】吴佩衡：《吴佩衡医案》，人民军医出版社，2009 年，第 90-91 页。

【按】本案属阳气内虚，寒湿凝滞下焦，阳不足以温煦筋脉，遂致寒凝血瘀，血脉不通而作痛。治宜温肾助阳，行瘀通络。此例"初服则胀痛更甚，再服觉痛麻兼作"，患者疑之，吴氏胸有定见，"告之此乃阳药温化运行、行瘀通脉之效果，再服无妨"。若无经验者，恐怕只能改弦易辙了。此案说明医者辨证论治无误，当须患者配合，而此时医患沟通也是极其重要之事。如若事前告知患者及家属，则不仅突显医术之神，亦可稳定情绪。

案九四

一人露宿寒湿之地，腰痛不能转侧，胁搐急作痛月余。《腰痛论》云：皆足太阳、足少阴血络有凝血作痛。间有一二症属少阳胆经外络脉病，皆去血络之凝乃愈。经云：冬三月禁针，只宜服药通其经络，破血络中败血。以汉防己、防风各 3 分，炒曲、独活各 5 分，川芎、柴胡、肉桂、当归、炙草、苍术各 1 钱，羌活 1.5 钱，桃仁 5 粒，酒煎服愈。

【引自】徐衡之，姚若琴：《宋元明清名医类案·李东垣医案》，湖南科学技术出版社，2006 年，第 24 页。

【震按】此条虽云去血络中瘀血，其实温寒胜湿之药为多，治其得病之因也。

【按】本案因露宿寒湿之地，感受寒湿之邪，腰痛不能转侧，胁搐急作痛，此寒湿为病，肾阳受损，凝滞血脉。治宜散寒祛湿，活血通络，温补肾阳。投以诸药，散寒祛湿，温经通络，则血络凝滞除，通则不痛。

寒湿医案

阳虚寒湿，瘀阻脉络

阳虚寒湿，瘀阻脉络

案九五

高某，男，42 岁，2005 年 3 月 28 日初诊（春分）。患者系脑力工作者，长期伏案写作，起卧没有规律，于 12 年前出现血尿白浊，尿后余沥，阴囊潮湿，睾丸及会阴部疼痛，在某医院检查前列腺液后，诊断为慢性前列腺炎，后逐渐发展为伴见腰困腿沉，四肢畏寒，下肢尤甚，精神倦怠，气短乏力，性欲减退，失眠多梦，心烦急躁，曾多方诊治，但疗效始终不佳，遂来门诊。舌淡有瘀斑，苔白厚腻，脉沉无力。湿、寒、亏、瘀是本病主要病理因素，可兼夹致病，又可相互转化。本案阳虚是其本，湿邪下注，瘀血蓄结，瘀湿合邪，阻于三焦水道是其标。白浊，尿后余沥，阴囊潮湿，腰困腿沉，四肢畏寒，精神倦怠，气短乏力，性欲减退均为阳虚湿困所致。因足厥阴肝经循绕阴器，抵少腹，厥阴经络感受寒湿之邪，寒凝肝脉，运行不畅，不通则痛，则见睾丸及会阴部疼痛；舌淡有瘀斑，苔白厚腻，脉沉无力为阳虚湿盛之象。其病位于膀胱、脾、肝。证属寒凝湿困，瘀阻肝脉。诊断：淋证（阳虚寒湿，瘀阻脉络证）；慢性前列腺炎。治以温阳利湿，化瘀通络。投《金匮要略》薏苡附子败酱散加减。处方如下：

败酱草 30 克　　生薏苡仁 15 克　　黑附子 6 克（先煎）

桂枝 10 克　　茯苓 15 克　　莪术 10 克　　穿山甲 10 克

水蛭 6 克　　王不留行 15 克　　川芎 10 克　　川牛膝 15 克

葛根 10 克　　苏木 15 克　　生杜仲 10 克　　橘核 10 克

延胡索 10 克

上方每日 1 剂，水煎分 2 次服；药渣加花椒 20 粒，煎第三汁，每晚坐浴 20 分钟。连服 2 周后，睾丸、会阴胀痛减轻，白浊减少，仍有畏寒腰酸，乏力气短，苔白腻，脉沉细。瘀阻渐化，阳虚寒湿依存，上方去穿山甲、莪术、水蛭，加生黄芪、炒白术、桑寄生、川续断温补脾肾；枸杞子、黄精阴中求阳；泽泻、草决明利湿润肠。加减续服近月，白浊已除，睾丸、会阴轻微胀痛，畏寒乏力减轻，精神振作，性欲增强，苔薄白，脉弦细。脾肾之阳振复，上方去黑附子，加陈皮补而不滞，改为每晚服 1 煎。2 个月后复诊，已无明显不适，前列腺化验已无炎症。嘱服杞菊地黄胶囊巩固，未再复诊。

【引自】韩学杰，李成卫：《沈绍功验案精选》，学苑出版社，2006 年，第 161-163 页。

【原按】方中桂枝、茯苓、莪术、穿山甲、水蛭、王不留行是仿桂枝茯苓丸之意，但增强其活血化瘀之力，可增强前列腺膜的透药性；败酱草、生薏苡仁、黑附子、茯苓、生杜仲温肾化湿利水；川芎、川牛膝、葛根可调畅气血运行，走任督，通会阴；橘核、延胡索、苏木疏肝化瘀，通络止痛。诸药合用共达温阳利湿、化瘀通络之功。

附子、穿山甲、水蛭、莪术系烈性药，宜中病即止，故瘀去阳复后及时止用。脾肾阳虚，慎用温燥药，以防伤阴，且要阴中求阳，故以桑寄生、杜仲、川续断、牛膝之类调整阴阳，此乃沈师临证强调"安全第一"的体现。前列腺病引经药至关重要，如川楝子、炒橘核、王不留行等。败酱草、薏苡仁是消前列腺炎的效药。

寒湿郁遏，气化失司

❀案九六

何某某，男，6个月，成都人。1960年8月初诊。患儿连日来，哭啼不休，饮食大减，面青黄，体消瘦，父母不知何故。某日突然发现小儿阴囊肿胀，如鸡子大，似水晶重坠，少腹按之有水声，急来求诊。此为寒湿凝聚，经脉不通，气滞于下，水湿浸渍于阴囊。法宜化气行水，温肾散寒，以五苓散加味主之。处方：

猪苓6克　　茯苓6克　　泽泻6克　　白术6克

桂枝6克　　上肉桂3克

上方服1剂，肿胀消，疼痛止。

【引自】范开礼，徐长卿：《范中林六经辨证医案选》，学苑出版社，2007年，第27页。

【原按】疝病之名，始于《内经》。但与今日西医所谓之疝气，涵义不尽相同。后世医家对疝病的命名更加繁多，但对其发病尤侧重于厥阴肝经，故有"诸疝皆归肝经"之说，治法多以温肝疏木为主。本例小儿水疝，主要为寒湿凝滞阴器，膀胱气化失常，气之所积，久而不散，水液停聚，致阴囊肿痛。故投以五苓散，以除水蓄之疝，颇效。

不仅小儿或男子水疝可用，妇女类似之病变亦可移用。如一青年妇女，小腹凉麻，下阴重坠，阵阵抽引疼痛。范老从手足太阳同时入手，以五苓散加重二桂于利水之中，大宣阳气，药服 2 剂亦愈。

案九七

沪城桂泉兄，李观察之少君也。患腰痛，至夜痛不可忍，坐卧难安。脉象弦数，两尺空大，舌苔黄燥，素无痰涎。余初用温肾、达木、渗湿之方，未能骤止，缘方中有桂枝、附子，似有畏其燥烈之意；改用通经、理湿、祛风之方，其痛或作或止。后细述因公远出，重受湿邪，偶有房后冒风之事。审脉验症，乃肾寒土湿，风湿留经，因经气阻塞，致有燥火上炎之象。方用阿胶、当归、茯苓、薏苡仁、石斛、防己、萆薢、羌活、防风、桂枝、附子、前胡、川贝母、紫菀、麦冬、甘草。两进而愈。法用茯苓、泽泻、薏苡仁、石斛淡以渗其脾湿也；附子温肾寒而通经；桂枝疏肝木；用阿胶、当归滋养者，因肝木已生风燥也；防己、萆薢驱经中之湿邪；佐羌、防以通太阳寒水之经；前胡和少阳，降其上逆之火；川贝母、紫菀、麦冬和其肺胃，取其胃阴润下，则肺气自然右降，上飞之火亦有下行之路矣。

【引自】王新华：《中医历代医案选》，中国中医药出版社，2014 年，第 240 页。

【按】《四圣心源》曰：腰痛者，水寒而木郁也。肾居脊骨七节之中，正在腰间，水寒不能生木，木陷于水，结塞盘郁，是以痛作。然腰虽水位，而木郁作痛之原，则必兼土病。癸水既寒，脾土必湿，湿旺木郁，肝气必陷，陷而不已，坠于重渊，故腰痛作也。色过而腰痛者，精亡而气泄也。纵欲伤精，阳根败泄，此木枯土败之原，疼痛所由来也。

寒气凝痰，痹阻骨脉

❀案九八

何某某，男，61岁，北京人，1983年5月13日诊。患者长年累月在偏湿之处工作，嗜好烟酒，2年前出现间歇性跛行，下肢阵发疼痛，夜间尤甚。北京某大医院诊断为"血栓闭塞性脉管炎"，给中西药治疗无效。今年每况愈下，病情愈演愈烈，不能行走，下肢末端发黑，刺痛难忍。信告宁德其妹，其妹商治于余。阅其前方系大剂"四妙勇安汤"，而病历记录舌淡胖，苔黑滑腻，脉沉涩，且其妹告病人形体肥胖，面色暗淡，口不干渴，溲清便溏。余以为此系寒湿久羁，凝滞骨脉，络瘀痰阻，脾肾阳气亦颓，误用寒凉，寒湿痰瘀更是痼结不化，而阳气岂能不伤？非温阳通脉、化痰消结则不效，姑拟阳和汤加味。药用：

鹿茸10克（另炖）　　当归尾10克　　熟地黄15克　　肉桂6克

麻黄6克　　白芥子6克　　姜炭3克　　生甘草5克

人中白12克

嘱若无口干、尿赤，则每日1剂，长期坚持服用。1个月后信告，服至半个月疼痛减轻，精神气色好转，食欲增进，目前已可下床活动，疼痛轻微。余于前方加红参6克，嘱再坚持服。2个月后信告，厥疾基本痊愈，劝其续戒烟酒，保持居处干燥，适当参加体育锻炼，并1周服原方2剂，坚持半年以巩固疗效。

【引自】阮诗玮案。

【按】本案系寒湿久羁，凝滞骨脉，络瘀痰阻，脾肾阳气亦颓，误用寒凉，寒湿痰瘀更是痼结不化，而阳气岂有不伤？投以阳和汤，温阳通脉，化痰散结。《成方便读》曰："夫痈疽流注之属于阴寒者，人皆知用温散之法，然痰凝血滞之证，若正气充足者，自可运行无阻，所谓邪之所凑，其气必虚，故其所虚之处，即受邪之处。疡因于血分者，仍必从血而求之，故以熟地黄大补阴血之药为君；恐草木无情，力难充足，又以鹿角胶有形精血之属以助之；但既虚且寒，又非平补之性可收速效，再以炮姜之温中散寒，能入血分者，引领熟地黄、鹿角胶直入其地，以成其功；白芥子能祛皮里膜外之痰，桂枝入营，麻黄达卫，共成解散之勋，以宣熟地、鹿角胶之滞；甘草协和诸药。"

❀案九九

刘某某，男，60岁，成都人。患腰腿关节疼痛已10余年，痛有定处，遇寒痛增。开始右膝关节较重，左腿及腰痛稍轻。1956年以后，更加冷痛沉重，下肢伸屈不利，以至不能下地活动。当地医院诊断为风湿性关节炎。1960年6月初诊，下肢冷、骨痛、麻木、拘挛、沉重，右腿尤甚，伸屈行动困难，须靠拐杖或搀扶方能移步。面黄晦黑，舌质微乌，苔薄灰白，脉沉细。此为气血皆虚，寒湿内搏于骨节所致。法宜养血通络，温经散寒。以当归四逆汤加味主之。处方如下：

当归10克	桂枝10克	白芍10克	细辛3克
木通10克	大枣30克	生姜10克	苏叶10克
甘草6克	防风10克	牛膝10克	木瓜10克

6剂。

二诊，上方连服6剂，右腿已能屈伸，开始着力缓缓而行，骨节冷痛、拘挛亦减。厥阴伤寒之外证初解，多年痼疾松动；但患者年已花甲，六脉沉细无力，舌质仍暗淡无华，久病衰弱之象益显。法宜驱阴护阳，温补脾肾，以理中汤加味主之。处方如下：

党参 15 克　　白术 12 克　　炙甘草 15 克　　干姜 12 克

肉桂 3 克　　制附片 30 克（久煎）

上方服 20 余剂，从此行动自如，恢复正常工作。1979 年 8 月 6 日追访：患者系红军老干部，现已 79 岁。经范老于 1960 年治愈后，虽在 1963 年曾患肿病，有所反复；但当时腿仍能屈伸，关节疼痛不甚，尚可自由行动。至今能在室内外散步。

此例明显之主证，为下肢关节拘挛冷痛，右腿屈伸履步尤艰。参之脉症，诊为痹证似无疑义。但为什么缠绵多年，几成废足？其病因、病位、病机之理何在，究属何经之病？必须详加辨证。

《素问·痹论篇》云："风寒湿三气杂至，合而为痹也。其风气胜者为行痹，寒气胜者为痛痹，湿气胜者为着痹也。"这里既概括了引起痹证的三种外邪，又表明三痹不同的主证。不仅如此，根据风寒湿邪侵入之部位，进而分为骨、筋、脉、肌、皮五痹。又云："痹在于骨则重，在于脉则血凝而不流，在于筋则屈不伸，在于肉则不仁，在于皮则寒。"可见三痹指病因，五痹言病位，并包括症状在内，互相联系而不可分割。

以本例患者而言，临床表现下肢疼痛较剧，且关节重着，固定不移。寒为阴邪，侵入人体，阴经受之。客于筋骨肌肉之间，故迫使气血凝滞，遇冷则痛更增。参之面色青黄，舌质乌暗，苔现灰白，皆属寒主痛，可知寒凝痛痹，乃其主证。

患者自觉右腿发凉，骨重难举。可见寒湿阴邪已深侵入骨。正如《素问·长刺节论篇》所说："病在骨，骨重不可举，骨髓酸痛，寒气至，名曰骨痹。"

《伤寒论》云："手足厥寒，脉细欲绝者，当归四逆汤主之。"本例下肢冷痛，骨重难举，麻木拘挛，参之舌质暗淡，脉象沉细，实为风寒中于血脉，血为邪伤，则营气阻滞，故病属厥阴寒证。郑重光曾指出："手足厥寒，脉细欲绝，是厥阴伤寒之外证。当归四逆是厥阴伤寒之表药也。"（《中国医药汇海·伤寒论卷十六》）这里不仅说明厥阴风寒中血脉而逆与四逆证不同，而且点出为何用当归四逆之理。今验之临床，初诊服药6剂，厥阴伤寒之外证遂除，血分之邪被逐，营气之阻滞即通，故下肢骨节冷痛拘挛诸症迎刃而解。再进理中汤加味，培补先后二天，阴消阳长，从阴出阳，因势利导而病获愈。

【引自】范开礼，徐长卿：《范中林六经辨证医案选》，学苑出版社，2007年，第128-131页。

【原按】临床常见之风、寒、湿、热诸痹，《内经》等古籍，按其病变部位分为骨、筋、脉、肌、皮五痹；若进而发展至脏腑机能障碍，则更为严重。范老认为，纵有千变万化，究其病因，不外风、寒、湿、热诸邪闭阻之部位不同。总其要，皆不离六经之传变规律。这正是辨认此类不同病变与循经用药之关键所在。

以本例厥阴证骨痹而论，其主要脉证亦不外"手足厥寒，脉细欲绝"。这本来是四逆辈之主证，为何仲景反用当归四逆汤主之？古今学者，对此颇多争议。因当归四逆汤实为桂枝汤之变方，即桂枝本方易当归为君，去生姜，加细辛、通草组成（古之通草即今日之木通）。故争论之焦点，在于为何不用姜、附。钱潢说："方名曰四逆，而方中并无姜、附，不知何以挽回阳气，是以不能无疑也。"柯韵伯甚至认为："此条证在里，当是四逆本方加当归，如茯苓四逆之例。若反用桂枝汤攻表，误矣。"罗东逸等注家又借厥阴主肝之说，对本方委曲顺解，提出"厥阴之脏，相火游行其间，经虽受寒，而脏不即寒"，故虽"见其手足厥冷，脉细欲绝者，不得遂认为寒，而用姜、附也"。以上诸说皆不能令人信服。

喻嘉言《尚论篇》对当归四逆汤颇具卓见。他说："四逆之名多矣。寒甚而厥，四逆汤；里寒外热，通脉四逆汤；热邪传里，四逆散。

此用当归四逆汤何故？盖四逆之故不同，有因寒而逆，有因热而逆。此则因风寒中血脉而逆，乃当归为君之所以立也。"高学山著《伤寒论尚论辨似》进而阐明桂枝汤之变法云："至其桂枝之变法，神妙莫测，真有上下九天九地之幻。夫桂枝汤之号召阴阳，其义已见本汤下。乃忽焉加芍药，则使下引内入以畅脾阳。忽焉加芍药而并加胶、饴，则使之内引上托而建中气。忽焉加当归，增大枣，只以细辛、通草为使，则使之深入肝肾，而为温之润之之剂。长沙制方之意，可因此而悟其余矣！"这种观点比较符合仲景原意。范老在多年临床实践中，治愈不少厥阴证，常用当归四逆等厥阴诸方。此例仅为其中一个代表，它在理论和实践上，都涉及历代医学家提出过的一些问题，将有待于继续深入探讨。

【按】本例处方气味与病、证、机、因完全相符，机因并治，故能痊愈。制附子，味咸，治方在太阴寒水肾膀胱。味不厚不薄，入脏入腑。入肾助阳，补坎中之火；入膀胱则温化沉寒，使寒邪归正。当归、白术、白芍、牛膝，味苦，治方在太阳热火肺焦。当归、白术，味厚入脏，温补火正，助益三焦。白芍、牛膝，味薄入腑，气平，调和寒热，平治热邪，通调水道。细辛、生姜、干姜、当归、肉桂、桂枝、制附子、木通、苏叶，味辛，治方在少阳风木脾胃。细辛、生姜、干姜、当归，味厚入脏，温升脾木，强壮筋肉。肉桂、桂枝、制附子，味薄入腑，温胃散寒，归正寒风。木通、苏叶，味薄入腑，气平，调和寒热，平治风邪。大量辛味药集中使用，体现了治骨必治筋、治脾的中医原本治理。牛膝、木瓜，味酸，治方在少阴燥金肝胆。牛膝气平，补肝胆之本，助变血生髓。《神农本草经》说：牛膝"主寒湿痿痹，四肢拘挛，膝痛不可屈，逐血气……"。气味药理在此。木瓜微寒，顺胆腑寒燥，炼血生髓。炙甘草、党参、大枣、当归、防风，味甘，治方在中央湿土心脉。炙甘草、党参、大枣，味厚入心，补土平湿，养心安神，建运中枢。炙甘草气微温，可提振心力。当归、防风，甘薄入脉，气温，活血祛瘀，驱寒平湿。

❀案一〇〇

王某某，男，29 岁，四川人。1965 年，在解放军某部因公负伤，左下肢股骨骨折，送某医疗队急救。整复后用石膏固定。因当时条件所限，石膏不干，曾采取烘烤措施。50 余日出院，病未痊愈，又感风寒。患肢筋骨麻木疼痛，步行约 100 米则难以坚持。1966 年，某医院诊为"坐骨神经痛"。1968 年转业到地方。经多方治疗疼痛有缓解，遇天气变化，病又加剧。1971 年 6 月来诊。患者跛行，左下肢筋骨沿后侧呈放射性疼痛近 6 年，时有刺痛感。左足凉麻甚。舌质淡红稍暗，苔白根部微腻。询其数年来诊治情况，均按一般风湿论治，舒筋活血、散寒除湿等品所用颇多。范老反复思考，此例虽属风寒湿痹，但骨折后未痊愈又受风寒，其入侵部位已深入下肢筋骨，参之疼痛、麻木、肢凉等，病属厥阴骨痹。以当归四逆汤并五通散合为一方，养血通络，温经散寒，祛风除湿，活血化瘀，并用酒醴以行药势。再以自制不二丹配合服之。

酒醴处方：当归、桂枝、赤芍、木通、细辛、通草、淮通、血通、香通、干姜、牛膝、木瓜、川乌、羌活、独活、威灵仙、草乌、川芎、川续断、橘络、丝瓜络、伸筋草、防风、血竭、猴骨、土鳖虫、红花、桃仁、三棱、莪术、海马、甘草。以上各 10 克，共为粗末，用白酒 2.5 千克浸泡 1 周后，每晚睡前服 10 克。

丹药方：生松香 4 份，血竭 2 份，硼砂 2 份，琥珀 2 份。共为细末，炼制成丹。每周服 1 次，每次 3 克。

遵上法服用约 5 个月，病痊愈。1979 年 8 月追访，7 年来工作常年在外，东奔西跑，原患肢一直良好。

【引自】范开礼,徐长卿:《范中林六经辨证医案选》,学苑出版社,2007年,第131-133页。

【原按】本例属厥阴证骨痹。因患者原身体强壮,主要为暴力骨折后,寒湿乘隙深入筋骨,拖延日久,汤剂难达病所,故以酒醴之剂,以助药力。但仍嫌不足,另以不二丹通利关节、散瘀除痹以助之。古"醫"字本从酉(酒),即由酒能治病演化而来。《素问·汤液醪醴论篇》云:"古圣人之作汤液醪醴者,以为备耳。"至今仍有"酒为百药之长"的说法。可见酒醴用之得法,常获显效。

【按】本例处方,不仅气味与病证机因相切,更是考虑到了何以药达病所,范先生采取了3条措施:

第一,群药合力。相同气味的药物集群使用,可达到单兵作战所不能达到的集群效应。该策略用于疑难杂证,尤显威力,这是中医临床实践总结的有效经验。

第二,使用酒醴。白酒气烈,入脉健行,可达末络,故有"酒为百药之长"的说法。同时,以酒为基,可以提高药物的效力。

第三,大量使用苦味温平之药。苦味温平之药,平补肺本,温补肺气,肺强则气顺,气温则血行有力,纵有脉道瘀塞,亦能冲破阻碍,犹如大浪淘沙。气血所达,则是药力所及。

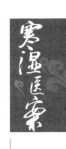

寒湿医案

寒气凝痰,痹阻骨脉

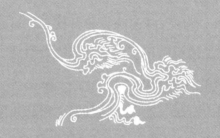

胞宫是女子产生经血的所在，是孕育胎儿的摇篮。《素问·上古天真论》云："女子七岁，肾气盛，齿更，发长；二七而天癸至，任脉通，太冲脉盛，月事以时下，故有子。"女子月事与肾密切关联。肾阴和肾阳又是五脏、女子胞阴阳之根本。肾阳虚易导致脾阳虚，脾阳虚亦可导致肾阳虚。肾阳虚则生寒，脾阳虚则生湿，寒湿相聚于胞宫，则引起胞宫寒湿。

引起胞宫寒湿的原因很多，归纳起来不外乎外感和内伤。外感方面，多由于平常或在行经期间受寒淋雨，或久在湿地，风冷寒湿客于冲任，侵入胞宫。内伤方面，则由于贪食生冷，损伤脾阳，或素体阳虚，冲任虚寒而致。

脾肾关系密切，脾阳根于肾阳，肾阳又能温煦脾阳，临床常见有脾阳虚、肾阳虚、脾肾阳虚等证型。胞宫寒湿多由脾肾两经之阳虚所致。治疗原则上应以温阳化湿，祛寒通阳，疏肝燥脾，温中除湿等为主。

本章收录了4个病案，分"阳虚失约，寒湿下注""脾虚湿困，寒凝带脉"等2类，探讨胞宫寒湿常见的临床表现和诊疗经验。

第十章

胞宫寒湿

阳虚失约，寒湿下注

❀案一〇一

沈某某，女，42岁，带下5年之久，带色淡黄，质清稀。平时大便稀溏，腹常胀满，肢重面浮，畏寒食少，面色萎黄，舌苔薄腻，脉虚细。此脾阳虚衰，湿郁化黄为带，理同阴黄，治宜温阳化湿。处方：

党参9克　　焦冬白术12克　　茯苓12克　　制附子10克

淡干姜3克　　桂枝6克　　茵陈10克　　薏苡仁15克

炒谷芽15克　　陈皮6克　　大枣5枚

服4剂后，带下色、量俱减，纳谷转香，便已成形，前方去谷芽，加淮山药15克，茵陈改9克，制附子改6克，服5剂后，诸症均瘥。

【引自】季明昌，张立言：《张又良治带经验》，《中医杂志》1981年第11期，第14-16页。

【原按】脾阳虚衰，运化无权而湿聚为带，故见带下色黄、面色萎黄、畏寒、腹痛、便溏等症。张老提出"理同阴黄"，用治"阴黄"之法而收功。此法妙在健脾化湿之中，主以姜、附、茵陈，仿茵陈术附汤治疗阴黄方法，实有其别开生面之处。

❀案一〇二

钱某某，女，45岁。带下七八年，形体素瘦，面㿠稍浮，平时经量减少而带下连绵，有时淡红色，清稀量多，尤以经期前后为甚，怯冷腰膝酸软，头晕耳鸣，舌淡，脉沉迟。肾虚闭藏失司，冲任失固，当用温补固摄。处方：

淡附子9克　　　肉桂粉3克（冲）　　　鹿角霜9克　　　党参12克

菟丝子9克　　　熟地黄15克　　　焦冬白术9克　　　五味子4.5克

龙骨12克　　　金樱子15克　　　当归身9克　　　大枣5枚

加减服用10余剂，带止经调，且色、量转常，再予调理巩固，随访2年未复发。

【引自】季明昌，张立言：《张又良治带经验》，《中医杂志》1981年第11期，第14-16页。

【原按】肾虚精亏，无以化血，故经血减少；肾气不足，闭藏失司，任脉失固，带脉失约，肾精滑脱而下，则带下连绵，清稀量多，腰膝酸软，头晕；肾阳虚衰，不能蒸化水湿，累及脾土，不能运化津液，则水湿停留而怯冷、面㿠浮肿、脉沉迟等症见矣。故张老用附、桂、鹿角霜温肾壮阳；熟地黄、菟丝子益肾补精，且合用后，温固止带尤良；当归身补血；参、术、枣健脾益气；龙骨、金樱子、五味子固涩止带。

❀案一〇三

白某某，女，38岁。体肥而白带反多，且有秽浊气味，久治不愈。视之皆为治湿热之药。切其脉沉缓，视其苔白滑不燥。疏方：

白术30克　　　干姜14克　　　茯苓30克　　　炙甘草10克

服至5剂，白带减少大半，至10剂则痊愈。进修学生张君不解，问曰：带为湿浊之邪，味臭秽自是"湿热"所变。先生竟用"肾着汤"之温燥而又反加重干姜之剂量，而不知其理为何也？刘老曰：其人脉沉缓是为阴，是为寒湿，寒湿带下味秽，乃湿郁阳气而使之然。今方去其寒湿，则使下焦阳气不为湿邪所着，是以带止而味亦自除也。

【引自】陈明，刘燕华，李方：《刘渡舟验案精选》，学苑出版社，2002 年，第 167-168 页。

【原按】妇人带下，属热属寒，当据症而断。本案带下见舌苔白滑不燥，脉象沉缓，更无口渴、溲赤、便结之症，则为阴寒之证。故不可只据带下秽浊味臭而断为有热。前医不识，率用寒药治之，必然久治不愈。本证为脾阳不运，寒湿下注所致，故以《金匮》甘姜苓术汤（又名"肾着汤"）燠土以制水。土健则湿去，脾温则寒除，带下自能痊愈。

脾虚湿困，寒凝带脉

案一〇四

赵某某，女，32 岁，2003 年 2 月 28 日初诊（雨水）。因胎心停跳而终止妊娠 1 个月。现带下量多，色白质稀，小腹冷痛，食纳尚可，偶有恶心，腰酸腿软，四肢不温，困倦乏力。舌质淡，略胖大，苔薄白腻，脉缓尺弱。脾虚湿困，寒凝带脉，水谷精气不得化生精微，反聚为湿而下陷，带脉失约，而为带下；脾虚失运则困倦乏力，恶心呕吐；寒滞带脉，胞宫失去温煦，而小腹冷痛；终止妊娠，必伤脾肾之阳，阳气不振则腰酸腿软，四肢不温；舌脉亦为脾虚湿困，寒凝带脉之象。诊断：带下（脾虚湿困，寒凝带脉证）；盆腔炎。其病位于脾、带脉。证属湿困脾土，凝滞带脉。治以健脾除湿，温阳散寒。《小儿药证直诀》异功散加减。处方如下：

党参 10 克	炒白术 10 克	云苓 10 克	陈皮 10 克
生黄芪 10 克	当归 10 克	生薏苡仁 10 克	生杜仲 10 克
桑寄生 10 克	蛇床子 10 克	川续断 10 克	川楝子 10 克

延胡索 10 克　　黄芩 10 克　　车前草 10 克　　蒲公英 10 克

上方每日 1 剂，水煎分 2 次服；同服杞菊地黄胶囊，每次 5 粒，每日 2 次。服用 14 剂后，带下减少，恶心明显减轻，腰痛腰酸亦得缓解，唯觉小腹下坠。湿浊已化，阳气未复，上方去蒲公英、云苓、陈皮，加狗脊、黄精、枸杞子，从阴求阳，振奋阳气。续服 14 剂后，带下已止，腰酸腹坠亦除，食纳增加，未见恶心，四肢已温，苔薄白，脉弦细。脾肾阳气已复，寒湿已除，上方每晚服 1 煎巩固，未再复诊。

【引自】韩学杰，李成卫：《沈绍功验案精选》，学苑出版社，2006 年，第 225-226 页。

【原按】带下为妇科常见病。"阴中有物淋漓下降，绵绵而下，即所谓带下也。"（《女科证治约旨》）沈师认为，止带先辨虚实。"十女九带，十带九虚。"脾虚下陷，冲任不固所致的虚证带下在临床颇为多见，本案患者即是此类。故以党参、炒白术、云苓、陈皮健脾，生黄芪健脾而升阳举陷，加当归养血而益气。上药合用使脾旺则湿无由生。此外，止带要抓住寒、湿、虚三因。本案患者小腹冷痛，腰酸肢冷，寒证明显，故以狗脊、蛇床子、生杜仲、桑寄生振奋肾阳，温阳祛寒；川续断温阳止腰痛，既符合证候，又无温燥之弊。生薏苡仁、车前草淡渗利湿，因势利导，祛除湿邪；川楝子、延胡索理气止痛；黄芩、紫苏梗理气而止呕；蒲公英反佐，苦寒和胃，利于消除恶心呕吐。二诊因小腹下坠，故去行气下行之药，加温阳之狗脊，同时加黄精、枸杞子，阴中求阳，利于脾肾之阳的恢复。

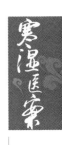

脾虚湿困，寒凝带脉

153

附：医家简介

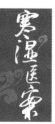

阮诗玮

阮诗玮，1960 年 3 月生，福建周宁人。毕业于福建中医学院、美国菲尔莱狄更斯大学（Fairleigh Dickinson University）。福建中医药大学附属人民医院主任医师，教授，博士生导师。第二届福建省名中医，第六批、第七批全国老中医药专家学术经验继承工作指导老师。2022年国家中医药管理局发文设立"阮诗玮全国名老中医药专家传承工作室"。

现任中华中医药学会特聘副会长、中华中医药学会肾病分会顾问。曾在宁德地区中医院、福建中医学院附属人民医院（福建省人民医院）工作，曾任中华中医药学会常务理事、肾病分会副主任委员，中国中西医结合学会常务理事，世界中医药学会联合会促进中医立法工作委员会第一届理事会副会长、络病专业委员会第一届理事会副会长，福建省中医药学会会长，福建省中西医结合学会名誉会长。国家自然科学基金项目同行评议专家、科技部国家重点专项课题和国家科学技术奖评审专家。

现任全国政协委员、民盟中央常委、福建省政协副主席、民盟福建省委会主委。曾任福建中医学院附属人民医院副院长、院长，福建省卫生厅副厅长，福建省政协科教文卫体委副主任，福建省卫生和计划生育委员会副主任，福建省计划生育协会常务副会长。

从事中医临床工作 40 余年，擅长肾脏病诊治，创立了以病理为基础，以症候为先导，根据体质之不同、时令之变化、运气之顺逆进行诊治，辨病与辨证、中医与西医相结合的肾脏病多维周期诊疗体系。研制的保肾口服液、益肾降浊颗粒、益肾降糖饮、益肾清浊口服液、已金排石颗粒、尿感合剂、暑热晶等中成药制剂，取得良好的临床疗效。省内外病人及东南亚、欧美等华人华侨纷纷前来求治。临证主张"六看"：一看天（天气情况、五运六气），二看地（地理环境、水土方宜），三看时（时令季节、疾病时段），四看人（体质禀赋、心理状况），五看病（中医的病、西医的病），六看症（四诊症候），以综合分析，审证求因，辨证论治。发表学术论文 200 余篇，主持和参与国家级、省部级、厅级课题 20 余项，主笔、编著、主编或主审《阮诗玮学术经验集》、《上卿桐山济生录》、《上卿济生录》、《寒湿论治》、《福建医学史略》、《福建历代名医学术精华》、《福建历代名医名著珍本精选》（第一卷、第二卷、第三卷）、《农村常见病中医诊疗》等著作。曾获中华中医药学会科学技术奖三等奖 1 项、学术著作奖三等奖 1 项，中国中西医结合学会科学技术奖三等奖 2 项，福建省科技进步奖三等奖 5 项，宁德地区科技进步奖三等奖 1 项，福建医学科技奖二等奖 2 项。此外还获得中国中西医结合学会第二届中西医结合贡献奖。

林上卿

林上卿（1914—2000），福建宁德地区已故名老中医。13 岁从名医研习岐黄，19 岁开始行医，26 岁自开诊所。曾荣获"福鼎八大名医"称号，任张仲景国医大学名誉教授。

1971 年以大剂"麻杏石甘汤"救治小儿喘憋性肺炎获得好评。学术上精研《内》《难》，崇尚仲景而善各家，研用峻烈毒药果敢，多次辨治挽救内、儿科各种急重病，对疑难症颇有独到见解，尤其对中风、高热、臌胀、水肿等四大症有深入研究。在省级以上期刊发表论文 30 篇，医案医话 50 余则。1985 年将 60 多年的临床经验辑成《桐山济生录》一书，刘渡舟教授称"学识练达而臻炉火纯青之美"，还博得姜春华、俞慎初等名家好评，获宁德地区科技进步三等奖。后该书经再度充实完善，更名为《上卿济生录》。1993 年，其部分医学论著收入《现代中医特色医术芸萃》。1985 年福建省召开振兴中医大会，其为获奖励的老中医之一。

黄农

黄农（1918—1999），字尚郁，号农夫，宁德霍童（现宁德市蕉城区霍童镇）人，出身于中医世家。黄老恭亲爱幼，因家境困窘，遂悌让弟妹求学，自幼辍学，于其父黄晋光所营药店里当药徒，后又经其父开导勉励，勤研苦读，自学成医，弱冠之年便为乡民把脉治病。中华人民共和国成立后，黄老于基层行医，在各乡镇诊所、卫生院、地区医院等地工作数十年，门庭若市，求诊者不计其数。霍童偏远，黄老出诊时常不顾路遥道艰，跋山涉水，奔走各地。且若遇病家囊中羞涩，黄老亦慷慨相助，赠药祛病，救人命于顷刻，因此深受病家及群众好评。

黄老擅长内科、儿科、妇科、骨伤科，熟谙伤寒杂病，并精于针灸，擅长应用草药等。他一生致力于中医事业，悬壶济世 60 余年，术精德高，誉满闽东。曾荣获福建省政府授予的第一批"福建省名老中医"称号，黄老为 20 世纪 80 年代初宁德县政协委员、政协文史委员，还是宁德市（县级）诗词协会会员，并被协会赞以"黄帝神农一弟子，岐黄仁术为人民"的美誉。黄老曾著《水肿治疗方案》《常见病多发病中草药的临床证治归类》《闽东本草》，并参与编写《福建药物志》《汤头歌诀》，在《福建医药》《闽东中医药》等刊物发表"白喉八法""中风及后遗症辨证论治""痹症论治""慢性肾炎"等相关论文 25 篇。

黄农不但在医学方面有很深的造诣，在诗词方面也颇有才华。1987年春节，黄农于古稀之际，自撰《七十抒怀》一首：

　　　　　　爱读医经篇外篇，恫瘝在抱志弥坚。

　　　　　　补遗拾璞蒐原草，存拙集裘写汇编。

　　　　　　老马何能驰远道，微才徒有负新天。

　　　　　　所欣七十身还健，尽我辛勤岂息肩。

亦有和诗赞曰：

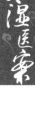

一

　　　　　　霍水童山壮八闽，洞天灵秀出能人。

　　　　　　篇章巨著岐黄术，世代名医梓里春。

二

　　　　　　三代名医传衣钵，八闽妙手起沉疴。

　　　　　　济世仁心逾界域，医人德誉遍闽东。